Anaesthesiology and Resuscitation
Anaesthesiologie und Wiederbelebung
Anesthésiologie et Réanimation

31

Editores

Prof. Dr. R. Frey, Mainz · Dr. F. Kern, St. Gallen
Prof. Dr. O. Mayrhofer, Wien

Kohlenhydrate

in der dringlichen Infusionstherapie

Bericht über das Hanns Baur-Gedächtnis-Symposion
am 13. und 14. Oktober 1967 in Mainz

Herausgegeben von

K. Lang · R. Frey · M. Halmágyi

Mit 30 Abbildungen

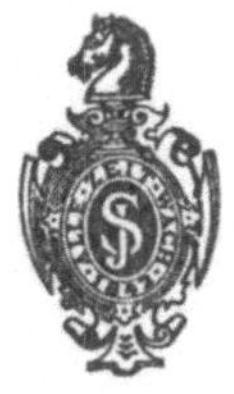

Springer-Verlag Berlin Heidelberg New York 1968

ISBN-13:978-3-540-04046-0   e-ISBN-13:978-3-642-46105-7
DOI: 10.1007/978-3-642-46105-7

Titel-Nr. 7387

Vorwort

Die Kohlenhydrate sind wichtige energieliefernde Stoffe bei der Infusionstherapie. Sie haben jedoch außer dieser Aufgabe andere stoffliche Funktionen zu erfüllen. Die therapeutischen Möglichkeiten mit Zuckern und Zuckeralkoholen sind mit der Einführung des 5-wertigen Zucker-Alkohols Xylit in die klinische Therapie neuzeitlich erweitert worden.

Das Xylit weist neben den Vorteilen der Fruktose und des Sorbits weitere günstige Eigenschaften auf, die diesen Stoff für die dringliche Infusionstherapie sehr brauchbar machen. Diese Eigenschaften sind: starke antiketogene Wirkung, Anwendbarkeit bei Patienten mit Diabetes mellitus, gute postoperative Verwendbarkeit und die anabole Wirkung.

Damit alle interessierten Theoretiker und Kliniker über diesen neuesten Stand unterrichtet werden, wurden diese Probleme in das Programm des Mainzer Symposions vom 13. und 14. Oktober 1967 aufgenommen.

Weitere Berichte dieses Symposions, die ebenfalls in dieser Reihe erscheinen:

Hypoxie, Grundlagen und Klinik, und
Venendruckmessung.

Mainz, Juli 1968   Die Herausgeber

Inhaltsverzeichnis

Verzeichnis der Referenten

Aono, K., M. D., Department of Anesthesiology Kyushu University, Fukuoka (Japan)

Bässler, K. H., Prof. Dr., Physiologisch-Chemisches Institut der Universität Mainz

Geser, C. A., Dr., Medizinische Poliklinik der Universität München

Goto, E., M. D., Department of Anesthesiology, Kyushu University, Fukuoka (Japan)

Halmágyi, M., Priv.-Doz. Dr., Institut für Anaesthesiologie der Universität Mainz

Israng, H. H., Dr., Institut für Anaesthesiologie der Universität Mainz

Mehnert, H., Priv.-Doz. Dr., III. Medizinische Abteilung des Krankenhauses München-Schwabing

Morita, H., M. D., Department of Anesthesiology, Kyushu University, Fukuoka (Japan)

Sickinger, K., Priv.-Doz. Dr., Medizinische Klinik und Poliklinik der Universität Göttingen

Schultis, K., Dr., Chirurgische Universitätsklinik und Poliklinik Gießen

Toussaint, W., Priv.-Doz. Dr., Kinderklinik der Universität Mainz

Yoshikawa, K., M. D., Department of Anesthesiology, University Fukushima, Osaka (Japan)

Yoshimura, N., M. D., Department of Anesthesiology, Kagoshima University, Kagoshima (Japan)

Yoshitake, J., M. D., Department of Anesthesiology, Kagoshima University, Kagoshima (Japan)

Biochemische Grundlagen
der parenteralen Therapie und Versorgung
des menschlichen Organismus mit Kohlenhydraten

Von **K. H. Bässler**

Aus dem physiologisch-chemischen Institut der Universität Mainz
(Direktor: Prof. Dr. R. K. Zahn)

Voraussetzung für eine sinnvolle Anwendung und für die richtige Wahl geeigneter Kohlenhydrate in der Infusionstherapie ist die Kenntnis ihres biochemischen Verhaltens und ihrer Wirkungen. Unsere Kenntnisse auf diesem Gebiet sind noch in mancher Hinsicht lückenhaft, müssen ständig erweitert und durch die klinische Erfahrung kontrolliert werden. Immerhin aber weiß man heute so viel über das Verhalten der verschiedenen Kohlenhydrate im Organismus, daß man gewisse Richtlinien für ihre Anwendung aufstellen und bestimmte Wirkungen vorhersagen kann.

Da ich mich auf wenige Punkte beschränken muß, möchte ich in meinem Referat vorwiegend auf die Aufgaben der Kohlenhydrate bei der kompletten parenteralen Ernährung konzentrieren. Es ist ja ein wesentlicher Unterschied, ob man Kohlenhydrate im Rahmen der kompletten parenteralen Ernährung verwendet, bei der niemals Kohlenhydrate allein angewandt werden, oder nur kurzfristig für spezielle therapeutische Zwecke, z. B. zur Behandlung einer Ketoacidose. Es ist vielleicht zweckmäßig, einleitend ganz kurz auf die Aufgaben der Kohlenhydrate bei der normalen Ernährung hinzuweisen. Einmal deswegen, weil die normale Ernährung das Leitbild für die parenterale Ernährung ist; die parenterale Ernährung wäre dann optimal, wenn sie den Verhältnissen bei der normalen Ernährung entspräche, ein Ziel, das sich naturgemäß nur angenähert erreichen läßt. Zum anderen deswegen, weil erst beim Vergleich mit der normalen Ernährung die Besonderheiten der parenteralen Ernährung richtig deutlich werden.

Kohlenhydrate spielen in erster Linie eine Rolle als Energiequelle. Als solche wurden sie lange Zeit ausschließlich betrachtet. Erst später ist es klar geworden, daß Kohlenhydrate daneben auch spezielle stoffliche Aufgaben haben, z. B. die Bildung von Pentosen als Nucleinsäurebausteine, die Bildung von Bausteinen der Mucopolysaccharide, Glykoproteine und Glykolipide, die Bildung von Leberglykogen, Produktion von Glucuronsäure für Entgiftungsprozesse, von TPNH für spezielle Syntheseprozesse.

Schließlich sind Kohlenhydrate für den normalen Ablauf des Fettstoffwechsels unerläßlich, ich verweise nur auf die antiketogene Wirkung.

In all diesen Funktionen können Kohlenhydrate nicht durch isocalorische Mengen anderer Nährstoffe ersetzt werden, speziell nicht durch Fett, da keine Netto-Umwandlung von Fettsäuren in Kohlenhydrat möglich ist. Bei der normalen Ernährung des gesunden Menschen ergeben sich daraus keine Probleme, weil es in der Natur praktisch keine völlig kohlenhydratfreie Nahrung gibt. Ganz anders ist das bei der parenteralen Ernährung: da werden die Kohlenhydrate regelrecht essentielle Nahrungsbestandteile.

Normalerweise interessiert auch die Art der Kohlenhydrate in der Nahrung nicht wesentlich, weil Einseitigkeit kaum möglich ist. Es werden fast immer Gemische verschiedener Kohlenhydrate aufgenommen. Auf spezielle diätetische Probleme möchte ich nicht eingehen, etwa die Ernährung des Diabetikers oder Ernährungsprobleme bei angeborenen Enzymdefekten im Bereich des Kohlenhydratstoffwechsels.

Betrachten wir nun die Verhältnisse bei der parenteralen Ernährung, so heben sich gleich einige Besonderheiten ab. Der wichtigste Grundsatz der Ernährungslehre ist die Vermeidung jeder Form von Einseitigkeit. Wird dieser Grundsatz berücksichtigt, so kann eigentlich nichts Schlimmes passieren. Die parenterale Ernährung aber ist eine extrem einseitige Ernährung, die einseitigste Form aller denkbaren Ernährungsweisen. Das ernährte Objekt hat keinerlei Einfluß auf die Gestaltung der Ernährung. Deshalb ist bei langfristiger parenteraler Ernährung besondere Vorsicht und gründliche Überlegung erforderlich, damit kein essentieller Bestandteil vergessen wird. Jeder Mangel, jede fehlende Komponente, jedes Mißverhältnis zwischen den Komponenten, Imbalanz wie man es nennen kann, muß auf längere Sicht zwangsläufig zum Mißerfolg, ja zu Schäden führen. Unter diesen Bedingungen sind auch die Kohlenhydrate essentiell und es ist nicht mehr unbedingt gleichgültig, welche Art von Kohlenhydraten zugeführt wird.

Auch bei der parenteralen Ernährung müssen wir zwischen calorischen und stofflichen Funktionen der Kohlenhydrate unterscheiden.

Die Eignung verschiedener Kohlenhydrate als Calorienlieferant bei der parenteralen Ernährung hängt ab von der Ausnutzbarkeit, der Umsatzgeschwindigkeit und der möglichen Geschwindigkeit der Zufuhr.

Es sind Umsatzkonstanten (durch i.v. Belastungs-Test ermittelt) und Halbwertszeiten angegeben. Absolute Angaben, wie z. B. „1 g pro kg u. h" sind unzweckmäßig, da der Umsatz nach einer Kinetik 1. Ordnung verläuft und damit von der jeweiligen Konzentration abhängt und sich mit ihr ändert.

Aus dem Rahmen fallen nur die Pentosen, deren Umsatz in Wirklichkeit noch viel kleiner ist, weil in den hier gezeigten Zahlen die erhebliche Ausscheidung im Harn mit eingeschlossen ist. Glucose, Fructose, Sorbit und Xylit sind etwa gleichwertig. Über Sorbit liegen noch keine entsprechenden

In Tab. 1 sind einige Zahlen über Umsatzraten zusammengestellt.

Tabelle 1. *Kohlenhydratumsatz beim Menschen*

			k (% pro min)	$t/2$ (min)	
Glucose	Erwachsene,	gesund	$3,0 \pm 4,8$	14,5– 23	[1,2]
	Erwachsene,	diabetisch	$0,3 - 2,46$	28 –300	
Fructose	Erwachsene,	gesund	$3,8 \pm 0,3$	18,4	[3]
	Erwachsene,	diabetisch	$2,9 \pm 0,17$	23,6	
Xylit	Erwachsene	(30–40 Jahre)	$3,0 \pm 1,0$	23	[4]
*D-Xylose**	Erwachsene	(18–26 Jahre)	0,98	71	[5]
*L-Arabinose**	Erwachsene	(18–26 Jahre)	0,96	72	[5]
*D-Arabinose**	Erwachsene	(18–26 Jahre)	0,94	73	[5]

* ohne Korrektur für Harnausscheidung, die hier den überwiegenden Anteil ausmacht.

Zahlen vor. Da es aber Hinweise dafür gibt, daß der Sorbitumsatz durch den nachfolgenden Fructoseumsatz limitiert wird, kann man annehmen, daß die Zahlen für Sorbit mit denen für Fructose übereinstimmen. Die Umsatzraten dieser 4 Stoffe sind so hoch, daß sie unter den Bedingungen der praktischen parenteralen Ernährung kaum begrenzend sind. Anders gesagt, auf längere Zeit lassen sich diese Stoffe nicht in einer Geschwindigkeit infundieren, die größer ist, als die Umsatzgeschwindigkeit. Im Hinblick auf die Calorienzufuhr ist also eine Differenzierung zwischen den gegenwärtig zur Verfügung stehenden Kohlenhydraten nicht nötig.

Komplizierter ist es bei den speziellen stofflichen Funktionen Alle eingangs erwähnten wichtigen Stoffe wie Leberglykogen, Glucuronsäure, Kohlenhydratkomponenten in Mucopolysacchariden, Glykoproteinen und Glykolipiden werden normalerweise aus Glucose oder Zwischenprodukten des Glucosestoffwechsels gebildet. Will man also Glucose in der parenteralen Ernährung durch ein anderes Kohlenhydrat ersetzen, so muß dieses die Fähigkeit haben in ausreichendem Umfang in Glucose, Leberglykogen und Zwischenprodukte des Glucosestoffwechsels umgesetzt zu werden. Der Blutzucker bleibt ja nach wie vor Glucose. Man ist vielleicht immer viel zu sehr darauf bedacht, daß ein Ersatz-Kohlenhydrat keine Blutzuckersteigerung verursacht; schlimmer wäre ein Blutzuckerabfall infolge mangelhafter Umwandlung in Glucose. Außer Glucose sind sowohl Fructose als auch Sorbit und Xylit geeignet, den Blutzuckerspiegel und den Gehalt der Leber an Glykogen zu erhalten.

Hat man jedoch eine Hypoglykämie zu behandeln, so wird man natürlich Glucose zuführen und nicht einen Stoff, der erst in Glucose umgewandelt werden muß.

Alle vier Verbindungen, Glucose, Fructose, Sorbit und Xylit haben den erwünschten regulierenden Effekt auf den Fettstoffwechsel. Allerdings scheint die antiketogene Wirkung der Polyalkohole etwas stärker zu sein als die der reduzierenden Zucker. Im wesentlichen aber sind in den bisher besprochenen Funktionen die vier Verbindungen nahezu auswechselbar. Äthanol dagegen, eine den Kohlenhydraten im Stoffwechsel immerhin nahestehende Substanz, könnte zwar die calorischen Aufgaben der Kohlenhydrate erfüllen, aber nicht die stofflichen Aufgaben. Es kann daher zwar als Zusatz zu Kohlenhydraten, aber nie als Ersatz für Kohlenhydrate verwendet werden.

Unterschiede zwischen den Kohlenhydraten bestehen in der Gewebslokalisation des Umsatzes. Glucose ist das wichtigste Substrat für das Gehirn und die Muskulatur. Fructose, Sorbit und Xylit sind in erster Linie Leber-Substrate und versorgen die Peripherie z. T. indirekt durch Produkte ihres Stoffwechsels in der Leber, wozu ja auch Glucose zählt.

Ein ganz wesentliche Aufgabe der Kohlenhydrate ist die Lieferung von Pentosen für die Nucleinsäuresynthese. Damit gewinnen die Kohlenhydrate Einfluß auf die Proteinsynthese. Der wesentliche Anteil der Pentosebildung aus Glucose erfolgt über den Pentosephosphatcyclus (HORECKER-Cyclus), der damit eine entscheidende Schlüsselposition im Stoffwechsel einnimmt. Das Enzym, das den Durchfluß durch den Pentosephosphatcyclus regelt, ist Glucose-6-phosphat-Dehydrogenase. In verschiedenen Stoffwechselsituationen ist die Wirkung dieses Enzyms stark verringert, so z. B. bei Diabetes, bei Hunger, unter dem Einfluß aktivierter höherer Fettsäuren [6]. Speziell Hunger interessiert im Zusammenhang mit der parenteralen Ernährung. Unter Bedingungen, bei denen Glucose-6-phosphat-Dehydrogenase gehemmt ist, sind Ribosebildung, Nucleinsäuresynthese und Proteinsynthese eingeschränkt; ferner sind Zellteilung und immunologische Reaktionen beeinträchtigt, wie BEACONSFIELD u. Mitarb. [8] experimentell gezeigt haben. Weder Glucose, noch Fructose oder Sorbit können hier abhelfen, da sie alle über Glucose-6-phosphat-Dehydrogenase in den Pentosecyclus eingeschleust werden. Das einzige hier wirksame Kohlenhydrat ist Xylit, der unabhängig von Glucose-6-phosphat-Dehydrogenase Pentosen liefern kann. Diese Verhältnisse zeigt das folgende Schema:

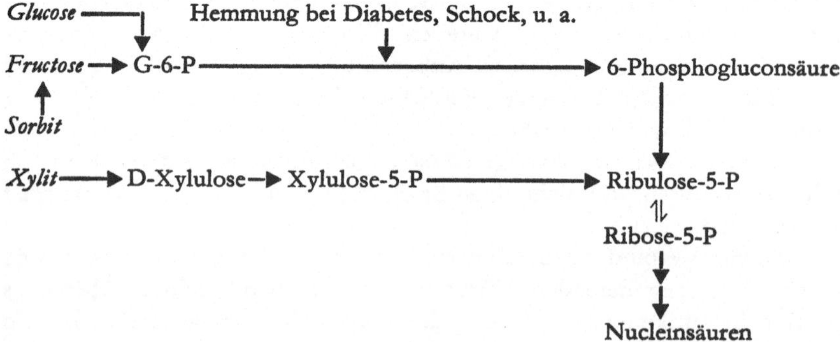

Ein quantitativer Vergleich der Kapazität der beiden Wege zur Pentosebildung ergibt sich aus den Daten über Enzymaktivitäten im nächsten Bild:

Maximale Dehydrogenase-Aktivitäten

(µMole Umsatz pro g Leber und min, 30°)

Glucose-6-phosphat-Dehydrogenase: 0,78–1,77*	
Xylit-Dehydrierung: 2,5 –3,5 **	

* umgerechnet aus Daten von [9].　　** nach [10].

Dabei ist noch zu bedenken, daß Glucose-6-phosphat-Dehydrogenase
leicht unterdrückt werden kann, während unter allen bekannten Stoff-
wechselsituationen die Kapazität der Xylitdehydrierung erhalten bleibt.
Somit ist Xylit unter allen Umständen eine sehr wirksame Ribosephosphat-
Vorstufe. Das dürfte die Erklärung sein für seine günstige Wirkung auf die
Aminosäure-Assimilation in der postoperativen katabolischen Phase.

Es ist weiterhin die Erklärung für seine Nebennierenrinden-Wirkung.
McKERNS [11] hat gezeigt, daß eine primäre Wirkung von ACTH eine
Aktivitätssteigerung der Glucose-6-phosphat-Dehydrogenase der Neben-
nierenrinde ist, mit der Folge gesteigerter Ribose-5-phosphat-Bildung,
RNA-Synthese und Synthese von NNR-Hormonen. Es ist zu erwarten,
daß Xylit in dieser Hinsicht ACTH bis zu einem gewissen Grad ersetzen
kann. Daß dies tatsächlich der Fall ist, haben OHNUKI u. Mitarb. [12] in
Tokyo in sehr schönen Versuchen gezeigt. Xylit steigert RNA-Synthese
und Steroidsynthese in der NNR und verhindert wie ACTH die NNR-
Atrophie unter langdauernder Steroidbehandlung.

Zum Schluß möchte ich die Frage anschneiden, ob man heute schon
Empfehlungen geben kann, welches der zur Verfügung stehenden Kohlenhydrate man in einem gegebenen Fall anwenden soll.

Dazu möchte ich vor allem sagen, daß man sich hier jeder Dogmatik
enthalten und sich nicht auf ein einziges Präparat versteifen sollte. Es steht
heute erfreulicherweise eine Reihe von Kohlenhydraten zur Verfügung,
so daß eine differenzierte Anwendung möglich ist.

Wenn die Glucoseverwertung gestört ist, stehen Fructose, Sorbit oder
Xylit zur Verfügung. Geht es um die Behandlung einer Ketoacidose, so
sind die am stärksten antiketogen wirkenden Verbindungen Sorbit und
Xylit, vor allem wenn es sich um eine diabetische Ketose handelt. Handelt
es sich um eine Hunger-Ketose ohne Störung oder Glucoseverwertung, so
kann man natürlich ebensogut Glucose nehmen. Glucose wird man auch
vorziehen, wenn man speziell die Muskulatur oder das Gehirn mit Energie
versorgen will oder zur Behandlung einer Hypoglykämie.

Im Rahmen der kompletten parenteralen Ernährung sind technische Grenzen gesetzt. Will man Kombinationspräparate von Aminosäuren mit Kohlenhydraten anwenden, was wohl am bequemsten ist, so kommen wegen der Maillard-Reaktion reduzierende Zucker wie Glucose oder Fructose nicht in Frage; es bleiben nur die Polyalkohole Sorbit oder Xylit. Da Xylit alle Vorzüge des Sorbits besitzt, darüber hinaus aber noch besondere Vorteile verspricht, wie bessere Ribosebildung in allen Stoffwechselsituationen und einen besseren antikatabolen Effekt, würde ich Xylit vorziehen. Das letzte Wort kann man natürlich erst sprechen, wenn entsprechende klinische Erfahrungen in ausreichendem Umfang vorliegen. In Japan ist das bereits in viel größerem Umfang der Fall, als bei uns.

Immer aber sollte man bedacht sein, Einseitigkeit zu vermeiden. So liegt es auf der Hand, speziell bei der langfristigen parenteralen Ernährung verschiedene Kohlenhydrate zu kombinieren oder alternierend anzuwenden, damit sie sich in ihren Wirkungen ergänzen können. Dazu ist die Kenntnis des Stoffwechsels Voraussetzung, denn die Komponenten einer Kombination dürfen sich nicht stören und miteinander konkurrieren. Sie müssen unabhängig voneinander umgesetzt werden können. Deshalb wären sinnlose Kombinationen z. B. Fructose+Sorbit, die beide auf dem gleichen Weg umgesetzt werden, oder Sorbit+Xylit, die bei der einleitenden Dehydrierung um das gleiche Enzym konkurrieren würden. Mögliche Kombinationen wären Glucose+Fructose, Glucose+Sorbit, Glucose+Xylit oder Fructose+Xylit. Auf diesem Gebiet fehlt noch jede klinische Erfahrung und es bleibt abzuwarten, ob sich in der praktischen Anwendung tatsächlich Vorteile aus solchen Kombinationen ergeben.

Literatur

1. Amatuzio, D. S., F. L. Stutzman, M. J. Vanderbilt, and S. Nesbitt: J. Clin. Invest. 32, 428 (1953).
2. Duncan, L. J. P.: Quat. J. Exper. Physiol. (London) 41, 85 (1956).
3. Smith, L. H., R. H. Ettinger, and D. Seligson: J. Clin. Invest. 32, 273 (1953).
4. Bässler, K. H., W. Toussaint u. G. Stein: Klin. Wschr. 44, 212 (1966).
5. Wyngaarden, J. B., S. Segal, and J. B. Foley: J. Clin. Invest. 36, 1395 (1957).
6. Wieland, O., L. Weiss, I. Eger-Neufeldt, A. Teinzer u. B. Westermann: Klin. Wschr. 43, 645 (1965).
7. Migone, L.: „Schock, Pathogenese und Therapie", Intern. Symposion Juni 1961 Stockholm, Hrsg. K. D. Bock, Berlin: Springer-Verlag (1962).
8. Beaconsfield, P., J. Ginsburg, and Z. Kosinski: Nature (London) 205, 50 (1965).
9. Glock, G. E., and P. McLean: Biochem. J. 56, 171 (1954).
10. Bässler, K. H., G. Stein u. W. Belzer: Biochem. Z. 346, 171 (1966).
11. McKerns, K. W.: Biochim. biophys. Acta 121, 207 (1966).
12. Ohnuki, M. u. Mitarb.: The Ochanomizu Medical Journal 15, 45–47 (1967).

Klinische parenterale Anwendung insulinunabhängig verwertbarer Substrate des Kohlenhydratstoffwechsels

Von **C. A. Geser** und **H. Mehnert**

Aus der III. Medizinischen Abteilung des Krankenhauses München-Schwabing (Chefarzt: Priv. Doz. Dr. H. MEHNERT) und aus der Medizinischen Poliklinik der Universität München (Direktor: Prof. Dr. W. SEITZ)

Beim Diabetes mellitus, bei bestimmten Lebererkrankungen und bei Stress-Zuständen ist die Utilisierung der Glucose aus verschiedenen Gründen herabgesetzt. Deshalb wurde in zahlreichen experimentellen und klinischen Arbeiten der Stoffwechsel anderer insulinunabhängig verwerteter Kohlenhydrate untersucht, die unter den genannten pathologischen Bedingungen besser utilisiert werden können. Die wichtigsten Substanzen, die in diesem Zusammenhang in Frage kommen, sind die Fructose, sowie die Polyole Sorbit und Xylit, die auf Grund ihres Stoffwechsels im Säugetierorganismus den Zuckern näher stehen als den Alkoholen (Abb. 1).

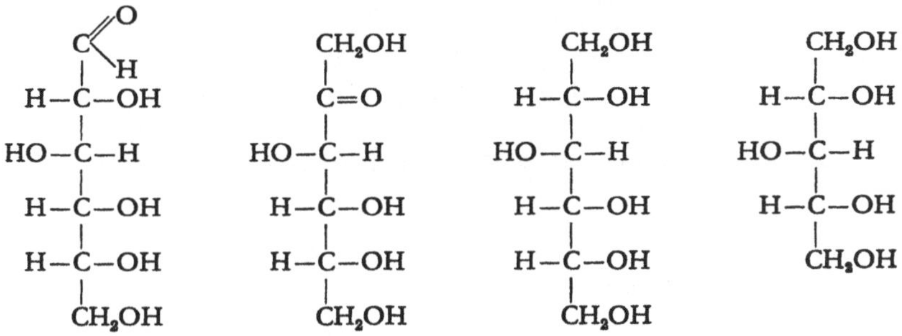

$$
\begin{array}{cccc}
\overset{\displaystyle O}{\underset{}{C}}\!\diagdown H & CH_2OH & CH_2OH & CH_2OH \\
| & | & | & | \\
H-C-OH & C=O & H-C-OH & H-C-OH \\
| & | & | & | \\
HO-C-H & HO-C-H & HO-C-H & HO-C-H \\
| & | & | & | \\
H-C-OH & H-C-OH & H-C-OH & H-C-OH \\
| & | & | & | \\
H-C-OH & H-C-OH & H-C-OH & CH_2OH \\
| & | & | & \\
CH_2OH & CH_2OH & CH_2OH & \\
\text{D-Glucose} & \text{D-Fructose} & \text{D-Sorbit} & \text{Xylit}
\end{array}
$$

Abb. 1

Stoffwechselwege von Fructose, Sorbit und Xylit:

Die drei genannten Substanzen werden durch bestimmte Enzyme in den Stoffwechsel eingeschleust und vorwiegend in der Leber, teilweise auch in der Niere abgebaut. Im folgenden sei auf diese Stoffwechselwege kurz eingegangen. Den Stoffwechsel von Fructose und Sorbit kann man gemeinsam besprechen, da er bis auf einen Schritt der gleiche ist: Sorbit wird durch die in der Leber vorkommende Sorbitdehydrogenase zu Fructose dehydriert (Abb. 2).

Von hier aus durchlaufen beide Substanzen den gleichen Abbauweg. Für den Fructoseabbau in der Leber sind vier Enzyme besonders wichtig: die Fructokinase, die die Fructose in Stellung 1 phosphoryliert, die 1-Phosphofructaldolase, die in einem weiteren Schritt das Fructose-1-phosphat in

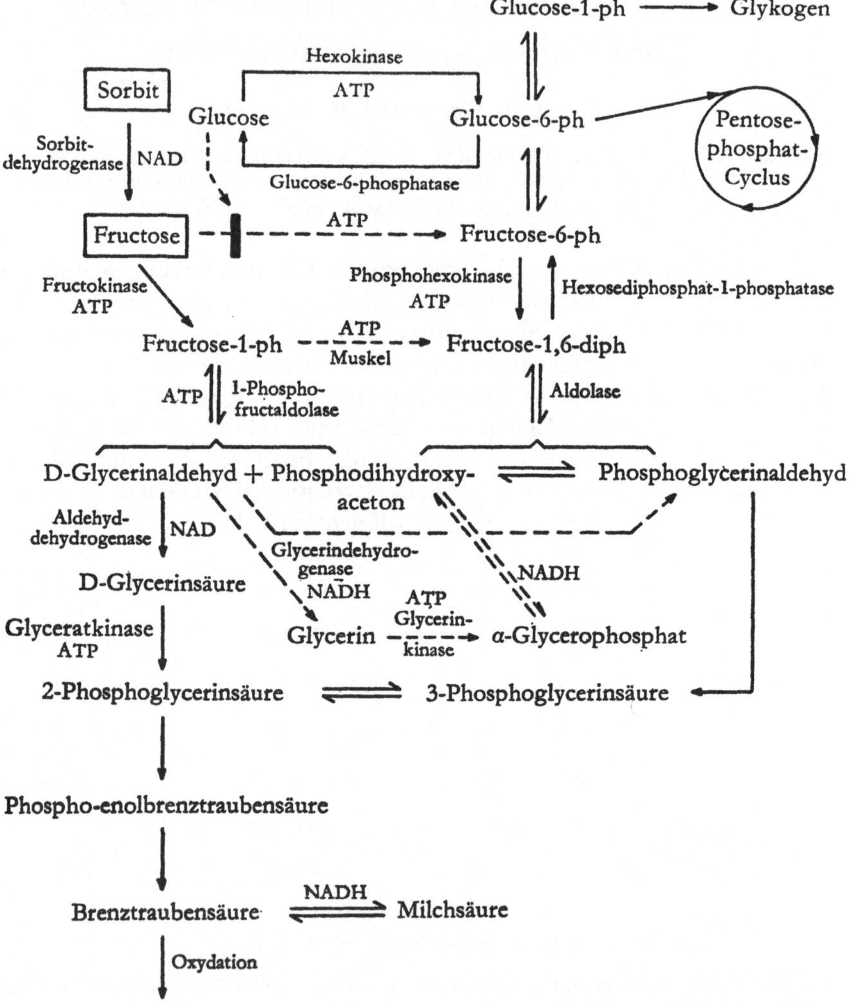

Abb. 2. Stoffwechselreaktionen des Sorbit und der Fructose

Phosphodihydroxyaceton und Glycerinaldehyd spaltet, die Glycerinaldehyd-Dehydrogenase, die den Glycerinaldehyd zu Glycerinsäure dehydriert, und die Glycerinsäurekinase, welche diese Säure zu 2-Phosphoglycerinsäure phosphoryliert. In diesem Stoffwechselweg werden also mindestens 3 Metaboliten gebildet, die beim Glucoseabbau nicht vorkommen: Fructose-1-phosphat, Glycerinaldehyd und Glycerinsäure. Die Fructose tritt also an einer Stelle in die Glykolyse ein, von der ab für den weiteren Abbau offenbar kein Insulin mehr benötigt wird. Daraus erklärt sich die weitgehende Insulinunabhängigkeit des Fructosestoffwechsels. In zahlreichen Untersuchungen wurde bewiesen, daß die diabetische Leber Fructose besser utilisieren kann als Glucose. Das gilt sowohl für die Glykogenbildung als auch für die Bildung von Lactat und Pyruvat, die insulinunabhängig verwertet werden können. Daneben wird auch die unerwünschte Steigerung der Ketogenese günstig beeinflußt.

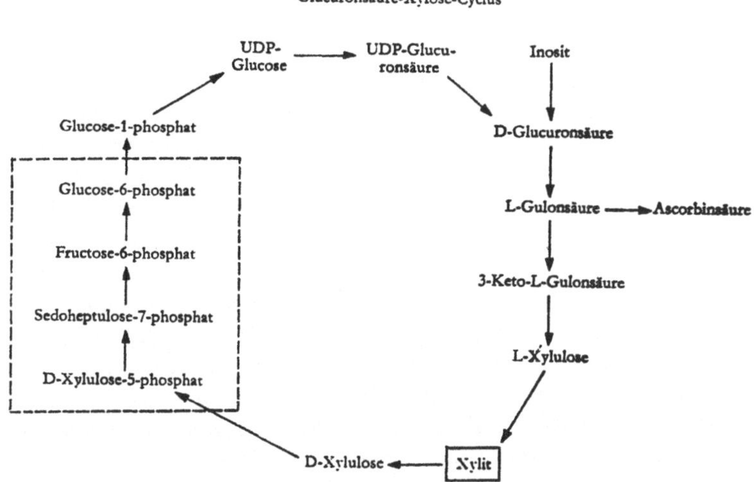

Abb. 3. Glucuronsäure – Xylulose – Cyclus

Der fünfwertige Zuckeralkohol Xylit konnte als natürlich vorkommendes Intermediärprodukt des Kohlenhydratstoffwechsels, und zwar als Glied des Glucuronsäure-Xylulose-Cyclus identifiziert werden (Abb. 3) [1, 2]. Durch 3 Enzyme gelangt der Xylit in den Stoffwechsel. Er kann durch eine in den Mitochondrien lokalisierte TPN-abhängige Dehydrogenase zu L-Xylulose dehydriert werden, ebenso durch eine in den Mitochondrien und im Cytoplasma lokalisierte DPN-abhängige Xylitdehydrogenase. Schließlich kann die Dehydrierung durch die unspezifische, im Cytoplasma vorkommende Sorbitdehydrogenase erfolgen. Die Leber ist das wichtigste Organ für den Umsatz für Xylit, obwohl Xylit auch rasch in die Zellen anderer Gewebe eintritt, was durch den Verteilungsraum von etwa 30 l beim Menschen nachgewiesen werden konnte [3, 4]. Bindeglied zwischen dem Pentosephosphatcyclus und dem Glucuronsäure-Xylulose-Cyclus ist D-Xylulose-5-phosphat.

Indikationen

Die klinische parenterale Applikation von Fructose, Sorbit und Xylit kommt in all den Fällen in Frage, in denen wir es mit einer gestörten Glucoseutilisation zu tun haben, also primär bei der Infusionsbehandlung von Diabetikern, insbesondere bei diabetischer Acidose, bei leberkranken Diabetikern und bei solchen Zuckerkranken, die wegen einer Operation parenteral Kohlenhydrate zugeführt bekommen sollen.

In zahlreichen klinischen Studien wurde festgestellt, daß die Verabreichung kleinerer Mengen Fructose die diabetische Stoffwechsellage nicht verschlechtert [5]. In Untersuchungen über die Verabreichung von Sorbit bei Altersdiabetikern sowie bei nicht ketotischen kindlichen und jugendlichen Zuckerkranken [6, 7] wurde ebenfalls übereinstimmend die gute Verwertung ohne Beeinflussung der Blut- und Harnzuckerwerte hervorgehoben. Gleiches gilt für die Verabreichung von Xylit [3].

Bei ausgeprägter diabetischer Acidose hingegen hängt die Fructoseverwertung durch die Leber und der damit verbundene antiketogene Effekt vom Schweregrad der Acidose ab. Je schwerer die Acidose und die Tendenz zur Gluconeogenese ist, um so weniger Fructose wird utilisiert, d. h. um so mehr wird in die Glucoseneubildung einbezogen. Diese Einschränkung gilt auch für die Verwertung von Sorbit und Xylit. Immerhin fanden Daughaday und Weichselbaum [8] bei Patienten mit schwerer diabetischer Acidose, daß erhebliche Mengen i.v. zugeführter Fructose (bis zu 1,9 g/kg/h) verwertet wurden. Es gibt verschiedene Ansichten darüber, welche Kohlenhydrate im diabetischen Koma infundiert werden sollen. Zwar wird in den Anfangsstadien des Komas Fructose zum größten Teil zur Glucoseneubildung herangezogen, doch ist nach unserer Ansicht hier die Fructose immer der Glucose vorzuziehen. Einerseits kann ein geringer Fructoseanteil sofort durch die Leber verwertet werden, zum anderen vermag die Fructose bei Nachlassen der Gluconeogenese ihren antiketogenen Effekt allmählich besser zu entfalten.

Die Verabreichung von Glucose statt Fructose beim Koma diabeticum wäre auch vom Standpunkt des Wasser- und Elektrolythaushaltes wegen der dadurch länger bestehenden Hyperglucosämie [9] unerwünscht. Fructose stellt insofern das bessere Vehikel für die Zufuhr von Wasser dar [10], als sie die Hyperglucosämie und die Polyurie nicht unterhält und damit den intracellulären Wasserhaushalt nicht stört. Über gute Erfolge bei der Behandlung des diabetischen Komas mit Xylit berichtete Mellinghoff [11], ohne allerdings nähere Angaben zu machen.

Die antiketogene Wirkung von intravenös zugeführtem Xylit wurde auch von Toussaint [12] bei der Ketonämie im Kindesalter und von Schultis [13] bei chirurgischen Patienten beobachtet. Beide Autoren fanden nach Xylitapplikation eine deutliche Abnahme der Azetessigsäure und der β-Oxybuttersäure im Blut.

Das Verhalten der Fructose im Intermediärstoffwechsel hat dazu geführt, Fructose auch in der Therapie von Lebererkrankungen zu verwenden. Dabei konnte von vielen Autoren beobachtet werden, daß auch die schwergeschädigte Leber noch imstande ist, Fructose zu verwerten, und zwar zu einem Zeitpunkt, in dem Glucose nicht mehr ausreichend utilisiert wird. Ähnliches gilt für Sorbit und Xylit.

Eigene Untersuchungen

Bei den im folgenden beschriebenen eigenen Untersuchungen wurde Glucose und Fructose nach Schmidt [14] bestimmt. Xylit wurde nach West und Rapoport [15] und Lactat spezifisch-enzymatisch nach dem Boehringer-Testverfahren [16] nachgewiesen. Das Seruminsulin wurde radio-immunologisch nach Hales und Randle [17] gemessen.

Von besonderem Interesse ist bei der Infusion von Kohlenhydraten das Verhalten des Blutglucosespiegels. Nach parenteraler Verabfolgung von 0,5 g/kg Fructose an stoffwechselgesunde, diabetische und leberkranke

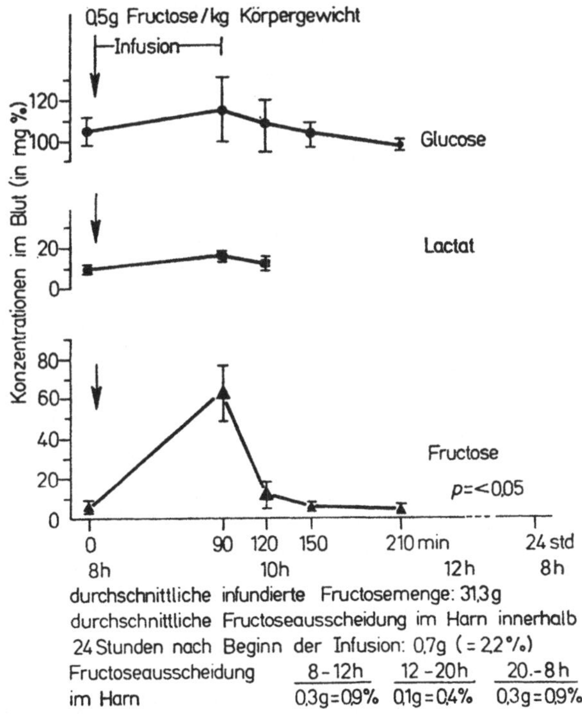

Abb. 4. Ergebnisse der intravenösen Infusion von Fructose (0,5 g/kg Körpergewicht/90 min) bei 8 älteren, nüchternen Versuchspersonen ohne Diabetes mellitus sowie ohne Leberparenchymschaden. Durchschnittsalter: 53 Jahre

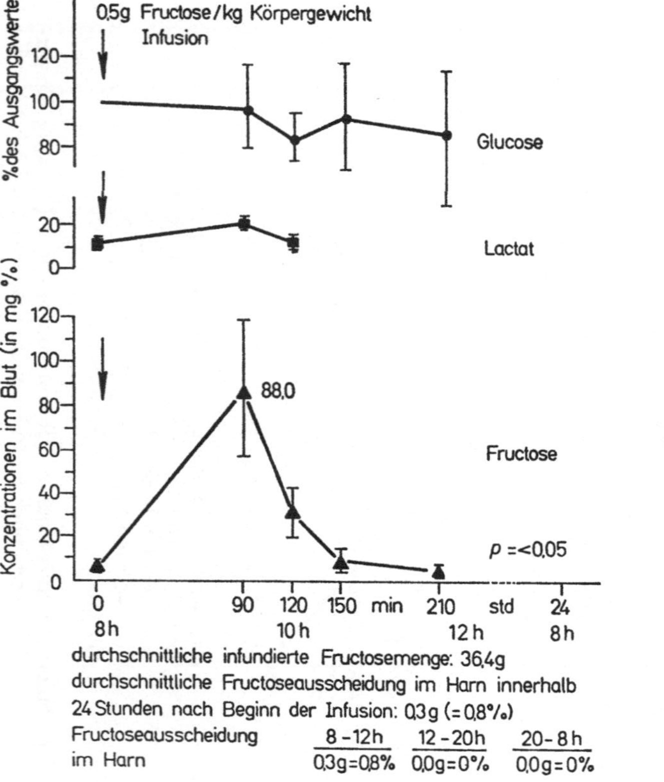

Abb. 5. Ergebnisse der intravenösen Infusion von Fructose (0,5 g/kg Körpergewicht/90 min) bei 9 nüchternen Versuchspersonen mit einem Diabetes mellitus verschiedenen Grades. Durchschnittsalter: 57 Jahre

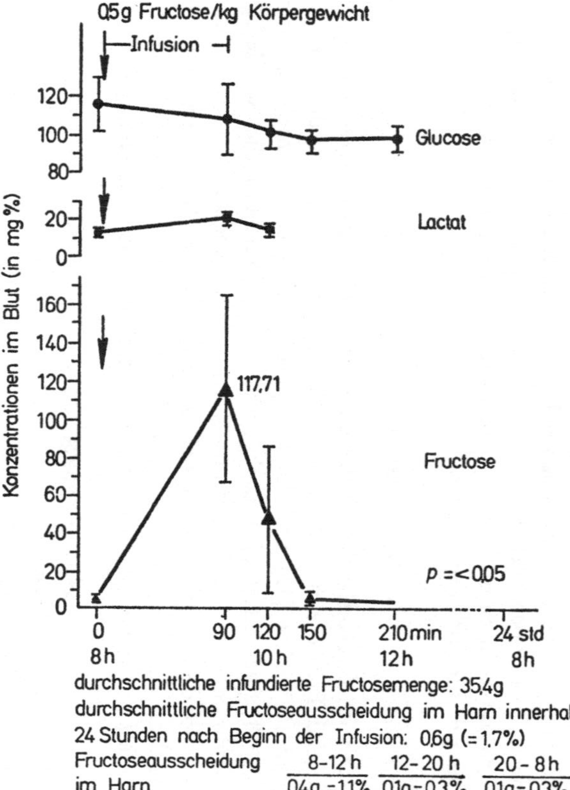

Abb. 6. Ergebnisse der intravenösen Infusion von Fructose (0,5 g/kg Körpergewicht/90 min) bei 7 nüchternen Versuchspersonen mit schwerem Leberparenchymschaden. Durchschnittsalter: 52 Jahre

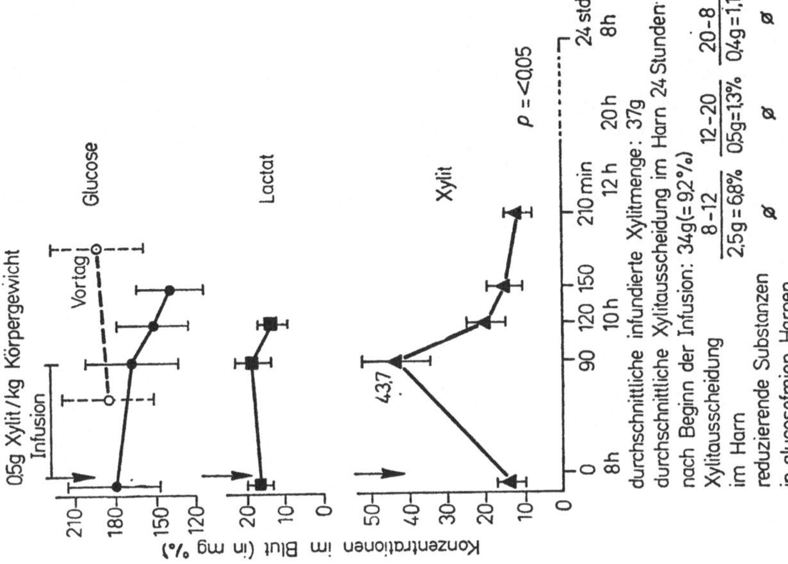

Abb. 8. Ergebnisse der intravenösen Infusion von Xylit (0,5 g/kg Körpergewicht/90 min) bei 15 nüchternen Versuchspersonen mit einem Diabetes mellitus verschiedenen Grades. Durchschnittsalter: 45 Jahre

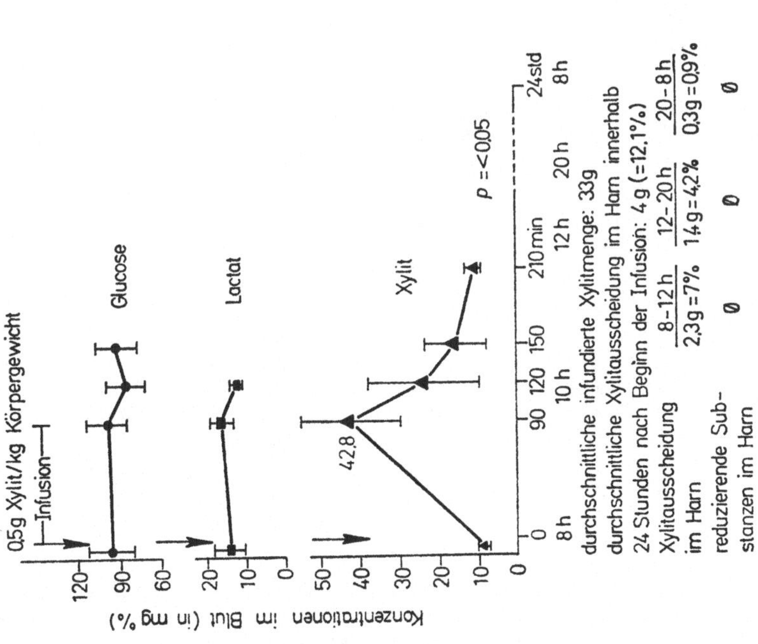

Abb. 7. Ergebnisse der intravenösen Infusion von Xylit (0,5 g/kg Körpergewicht/90 min) bei 8 nüchternen Versuchspersonen ohne Diabetes mellitus sowie ohne Leberparenchymschaden. Durchschnittsalter: 63 Jahre

Versuchspersonen fanden wir nur geringe Schwankungen der Blutglucose-
spiegel während der Versuchszeit von 90 min (Abb. 4, 5, 6). Naturgemäß
interessierten die Blutglucosewerte und die Glucoseausscheidung im Harn
besonders bei nicht acidotischen diabetischen Patienten. Bei dieser Gruppe
wurde die Fructose – wie bei den Stoffwechselgesunden – rasch und vollständig verwertet und es kam zu keiner nennenswerten Mehrausscheidung
von Glucose im Harn. Erwartungsgemäß besteht bei Patienten mit schwerem Leberschaden eine geringfügige Verlangsamung in der Verwertung der
Fructose. Ähnliche Ergebnisse beschrieben STUHLFAUTH u. Mitarb. [18]
nach Infusionen von Sorbit, was ja auf Grund des oben beschriebenen
Stoffwechselwegs dieser Substanz ohne weiteres verständlich ist.

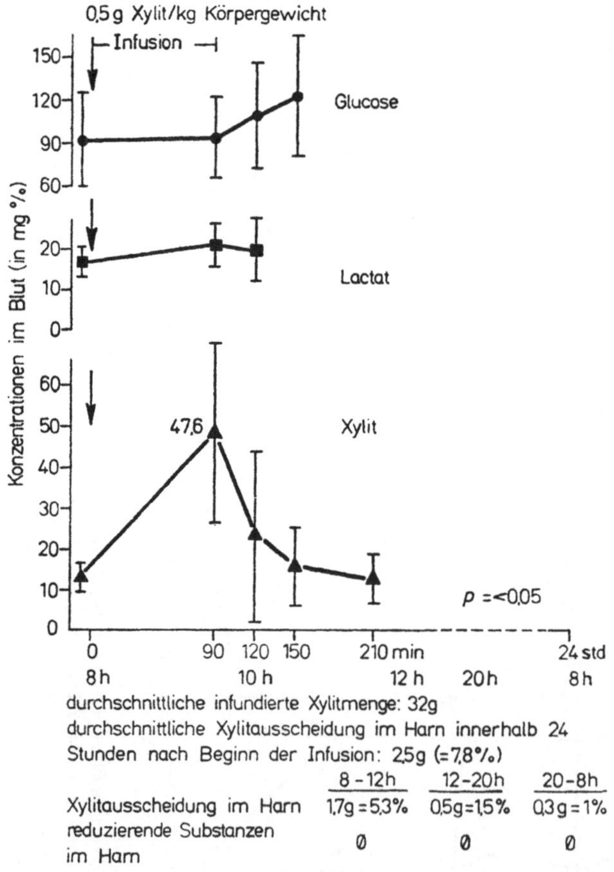

Abb. 9. Ergebnisse der intravenösen Infusion von Xylit (0,5 g/kg Körpergewicht/
90 min) bei 6 nüchternen Versuchspersonen mit schwerem Leberparenchymschaden. Durchschnittsalter: 52 Jahre

Ferner wurde von uns das Verhalten der Blutglucose nach intravenöser Gabe von 0,5 g/kg Xylit untersucht [4] (Abb. 7, 8, 9). Auch hier zeigte die Glucosekonzentration im Blut nur geringe insignifikante Schwankungen. Wie bei der Verabreichung von Fructose zeigten die Diabetiker keine Utilisationsstörung, während die Leberkranken den Zuckeralkohol etwas verlangsamt abbauten.

Kürzlich wurde von japanischen Autoren berichtet, daß nach Xylitgabe bei Hunden ein deutlicher Anstieg der Insulinkonzentration im Serum beobachtet wurde [19, 20]. Wir prüften deshalb das Verhalten des Seruminsulins nach intravenöser Gabe von Xylit beim Menschen. Nach Infusion von 0,8 g/kg Xylit bei jungen gesunden Versuchspersonen wurde in kurzen Abständen die Seruminsulinkonzentration gemessen. Wir konnten dabei jedoch keinen signifikanten Anstieg der Insulinwerte beobachten [21].

Dieses Ergebnis hatten wir auch auf Grund unserer klinischen Erfahrungen erwartet, da die Verabreichung von Xylit niemals zu hypoglykämischen Erscheinungen geführt hatte.

Zusammenfassung

Als insulinunabhängig verwertbare Kohlenhydrate stehen Fructose sowie die Polyole Sorbit und Xylit zur Verfügung. Bei Diabetikern ist die intravenöse Infusion dieser Substanzen zu bevorzugen, da die insulinunabhängige Verwertung – im Gegensatz zur Glucose – einen Vorteil darstellt. Die Verwendung bei der diabetischen Acidose wird diskutiert. Eigene Resultate, die unter Verwendung besonders hoher Fructose- und Xylitgaben erzielt wurden, werden besprochen. Der von anderen Autoren am Tier festgestellte Befund, wonach Xylit-Injektionen die körpereigene Insulinsekretion stimulieren, konnte von uns am Menschen in therapeutischer Dosierung nicht bestätigt werden.

Literatur

1. HOLLMANN, S.: Nicht-glykolytische Stoffwechselwege der Glucose. S. 95, Stuttgart: Georg Thieme 1961.
2. TOUSTER, O., D. R. D. SHAW: Biochemistry of the acyclic polyols. Physiol. Rev. 42, 181 (1962).
3. LANG, K.: Xylit als Nahrungskohlenhydrat. Med. u. Ernähr. 2, 45 (1963).
4. MEHNERT, H., J. D. SUMMA, H. FÖRSTER: Untersuchungen zum Xylitstoffwechsel bei gesunden, leberkranken und diabetischen Versuchspersonen. Klin. Wschr. 42, 382 (1964).
5. SCHARTOW, D.: Langzeitergebnisse nach Fructoseverabreichung an Diabetiker. Med. Inauguraldissertation München 1965.
6. MEHNERT, H., K. STUHLFAUTH, B. MEHNERT, L. WIENER, A. HOEFLMAYR: Über die Möglichkeiten der Verabreichung hoher peroraler Gaben von Fructose, Sorbit oder Fructose/Sorbit-Gemisch an Diabetiker. Münch. med. Wschr. 102, 276 (1960)

7. Steinke, J., Jr. F. C. Wood, L. Domenge, A. Marble, A. E. Renold: Evaluation of sorbitol in the diet of diabetic children at camp. Diabetes 10, 218 (1961).

8. Daughaday, W. H., T. E. Weichselbaum: Utilisation of intravenous fructose in diabetic acidosis and in a pancreatectomised human. Metabolism, Baltimore 2, 459 (1953).

9. Daughaday, W. H.: "Diabetic acidosis" in Williams, R. H.: Diabetes, New York: P. B. Hoeber, S. 516 (1960).

10. Moll, H. C., Daugherty, G. W.: „Stoffwechsel des Wassers und der Elektrolyte" in Zöllner, N.: Thannhausers Lehrbuch des Stoffwechsels und der Stoffwechselkrankheiten. 2. Auflage, Stuttgart: Georg Thieme, 1957, S. 921.

11. Mellinghoff, C. H.: Die Therapie des Coma diabeticum. Dtsch. med. J. 14, 750 (1963).

12. Toussaint, W., K. Roggenkamp und K. H. Bässler: Behandlung der Ketonämie im Kindesalter mit Xylit. Zschr. Kinderhk. 98, 2 (1967), S. 146–154.

13. Schultis, K., C. A. Geser: Observations on the anticatabolic effects of Xylitol in the posttraumatic phase. Symposium on Metabolism, Physiology and Clinical Use of Pentoses and Pentitols. Hakone/Japan 1967.

14. Schmidt, F. H.: Die enzymatische Bestimmung von Glucose und Fructose nebeneinander. Klin. Wschr. 39, 1244–1247 (1961).

15. West, C. D. and S. Rapoport: Modification of a coloric method for determination of mannitol and sorbitol in plasma. Proc. Soc. exper. Biol. (N.Y.) 70, 141 (1949).

16. in: Sudergat, J.: Untersuchungen mit intravenös verabreichter Fructose bei gesunden, leberkranken und diabetischen Versuchspersonen. Med. Inaugural-Dissertation, München 1965.

17. Hales, C. N. and P. J. Randle: Immunoassay of insulin with insulinantibody precipitate. Biochem. J. 88, 137 (1963).

18. Stuhlfauth, K., H. Mehnert, Ch. Pette: Das Verhalten des Glucose-, Fructose- und Sorbitstoffwechsels bei leberkranken und lebergesunden Patienten vor, während und nach intravenöser Infusion von Sorbit. Med. Welt 25, 1367 (1960).

19. Kuzuya, T. Y. Kanazawa, K. Kosaka: Plasma Insulin response to intravenously administered Xylitol in dogs. Metabolism 15, 1149 (1966).

20. Hirata, Y., M. Fujisawa, H. Sato, T. Asano, and S. Katsuki: Blood glucose and plasma insulin responses to xylitol administered intravenously in dogs. Biochem. biophys. Res. Commun. 24, 471 (1966).

21. Geser, C. A., H. Förster, H. Pröls und H. Mehnert: Zur Frage einer Wirkung von Xylit auf die Insulinsekretion des Menschen. Klin. Wschr. 45, 16 (1967).

Erzeugung einer Fettleber durch Dauerinfusion von Polyalkoholen*

Von **K. Sickinger**

Aus der Medizinischen Universitäts-Klinik Göttingen
(Direktor: Prof. Dr. W. CREUTZFELDT)

Sorbit und Xylit sind Polyalkohole, die in ihrem Stoffwechselverhalten den Zuckern näher stehen als dem Alkohol. Im Unterschied zur Glucose und auch Fructose werden sie weniger gut resorbiert [16, 18]. Um größere Mengen zuzuführen, d. h. um über 10% des Nahrungsbedarfs mit Sorbit oder Xylit zu decken, ist man auf die intravenöse Infusion angewiesen. Im Laufe der letzten 4 Jahre untersuchten wir, angeregt durch die zahlreichen Publikationen von LANG und seiner Schule [16] die Wirkung der Kohlenhydrate Glucose, Fructose, Sorbit und Xylit auf den Leberfettgehalt im Dauerinfusionsversuch bei der Ratte. Mit einer besonders dafür ausgearbeiteten Technik, die auf der Methode von HELLER aufbaut [8], gelingt es auch bei der nichtnarkotisierten Ratte konzentrierte Kohlenhydratlösungen während vieler Tage zu infundieren. Für diese Untersuchungen wurde zunächst eine Infusionsdauer von 4 Tagen gewählt. Die Metaboliten Laktat, Pyruvat und α-Glycerophosphat (Glycerin-1-phosphat) wurden in der Leber nach 4stündiger Infusion bestimmt. Im folgenden werden wir uns auf die Darstellung der wesentlichen Befunde beschränken und kurz die Pathogenese besprechen.

Untersuchungsmethode. Als Versuchstiere dienten weibliche Sprague-Dawley Ratten im Gewicht von 200–250 g. In einer Kontrollgruppe wurde Ringerlösung 18 ml/Tag infundiert. Glucose, Fructose, Sorbit und Xylit wurde jeweils 6,6 g/Tier/Tag infundiert. Das entspricht bei den verwendeten Tieren etwa 26 g/kg/Tag. In einer weiteren Versuchsserie wurde zur Blockierung der Lipolyse 3,5-Dimethylisoxazol 375 µg/Tag zugesetzt. Die Tiere erhielten außerdem keine Nahrung. Nach 4 Tagen wurden die Tiere durch Entbluten in Äthernarkose getötet. Der Leberfettgehalt wurde gravimetrisch nach FOLCH bestimmt [6] und nach Verseifung der extrahierten Leberlipide die Gesamtfettsäuren titrimetrisch, Cholesterin nach SPERRY und WEBB [20] und Phosphor nach BARTLETT [1] bestimmt. Die histologische Untersuchung erfolgte nach Färbung mit HE, HS und PAS. Nach 4stündiger In-

---

* Mit technischer Assistenz von Frl. H. HANNEMANN.

fusion von Ringer, Glucose, Fructose und Sorbit (jeweils 7,5 mMol/kg/h)
wurde nach Frierstopp mit flüssigem Stickstoff Laktat, Pyruvat und
α-Glycerophosphat in der Leber bestimmt [10, 12, 13]. Die Bestimmung
der unveresterten Fettsäuren (UFS) erfolgte nach Dole und Meinertz [3],
die der Gesamtfettsäuren erfolgte entsprechend nach Verseifung mit KOH.
Die Serumgesamtlipide wurden mit der Sulfophosphovanillinreaktion nach
Zöllner und Kirsch bestimmt [21]. Auf den Abbildungen und Tabellen
ist jeweils der Mittelwert der Gruppe und die Standardabweichung der
Einzelwerte angegeben.

Ergebnisse und Diskussion

Unter Infusion von Ringerlösung stieg der Leberfettgehalt nur wenig
an (Abb. 1). Der Leberfettgehalt nüchterner, weiblicher Ratten liegt unter
5 g% bezogen auf das Leberfeuchtgewicht. Unter Glucoseinfusion erfolgte

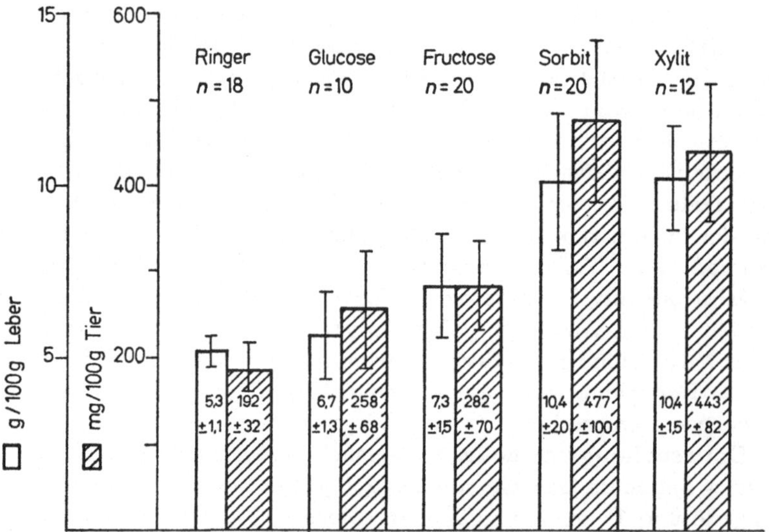

Abb. 1. Fettgehalt der Leber nach 4tägiger Infusion von Ringerlösung und
verschiedener Kohlenhydrate

ein geringer Anstieg des Leberfettgehaltes auf 5,3±1,1%. Er war nach
Fructoseinfusion mit 6,7±1,3% nur wenig höher. Nach Sorbit- und Xylitinfusion dagegen war der Leberfettgehalt nach 4 Tagen auf 10,4±2,0%
bzw. 10,4±1,5% angestiegen. (Die rechte schraffierte Säule in Abb. 1
zeigt jeweils den Leberfettgehalt in mg bezogen auf 100 g Tiergewicht.)
Die Fraktionierung des extrahierten Leberfettes zeigte, daß nur die Neutralfette zugenommen hatten. Der Cholesterin- und Phospholipidgehalt blieb

unverändert. Histologisch handelte es sich um eine läppchenperiphere Verfettung. Die Hauptmasse des reichlich vorhandenen Leberglykogens fand sich im unverfetteten Läppchenzentrum.

Für die Entstehung einer Fettleber kennen wir mehrere Möglichkeiten: Zunächst eine vermehrte Fettzufuhr mit der Nahrung, also in Form von Chylomikronen. Diese Möglichkeit entfällt jedoch in unserer Versuchsanordnung, da die Tiere während des Versuchs oral keine Nahrung erhielten. In erster Linie muß ein vermehrter Einstrom von unveresterten Fettsäuren aus dem Fettgewebe durch gesteigerte oder nicht blockierte Lipolyse in Erwägung gezogen werden. Weiter müssen wir eine vermehrte Synthese von Triglyceriden in der Leber diskutieren. Dies kann durch eine gesteigerte Neusynthese von Fettsäuren geschehen, oder es kann sich um eine Zunahme der Veresterung von Fettsäuren handeln, die der Leber von außen, also vorwiegend aus dem Fettgewebe zuströmen. Hier könnte eine vermehrte Bildung von α-Glycerophosphat gewissermaßen als Partner der

Tabelle 1. *Verhalten der Serumlipide nach Dauerinfusion von Ringerlösung und verschiedener Kohlenhydrate im Vergleich zum Leberfettgehalt*

| | | Leber | | Serum | |
	n	Fett g/100 g	UFS mval/l	Gesamt-FS mval/l	Gesamtlipide mg/100 ml
Ringer	18	5,4 ± 1,1	0,73 ± 0,17	4,5 ± 0,9	232 ± 40
Glucose	10	6,7 ± 1,3	0,63 ± 0,22	3,9 ± 0,2	298 ± 40
Fructose	20	7,3 ± 1,5	0,51 ± 0,15	5,5 ± 1,4	297 ± 73
Sorbit	20	10,4 ± 2,5	0,83 ± 0,24	6,0 ± 0,8	363 ± 65
Xylit	12	10,4 ± 1,6	0,72 ± 0,25	5,1 ± 0,6	322 ± 52

Fettsäuren zur Bildung von Triglyceriden von Bedeutung sein. Es würde sich dann also um eine Folge der von BÄSSLER und STEIN [2] im Tierversuch beschriebenen stärker antiketogenen und fettsparenden Wirkung von Sorbit handeln. Auch ein verminderter Abtransport von Triglyceriden über eine Störung der Lipoproteinbildung wäre möglich. Dieser Mechanismus führt jedoch immer, wie z. B. bei der durch Orotsäure induzierten Fettleber, zu einem Abfall der Serumgesamtlipide [5]. In unseren Versuchen führten die Polyalkohole Sorbit und Xylit jedoch zu einem weiteren Anstieg der Serumgesamtlipide und der Serumgesamtfettsäuren, so daß eine Störung des Fettabtransportes als Ursache der Polyalkoholfettleber auszuschließen ist (Tab. 1). Ein Eiweißmangel kann nicht Ursache dieser Verfettung sein, denn unter Ringer-, Glucose- und Fructoseinfusion war die Fetteinlagerung in die Leber nur gering. Durch gleichzeitige Infusion eines Aminosäurengemisches (Aminonorm, Fa. B. Bra n, Melsungen; 480 mg/ Tier/Tag) ließ sich die Verfettung nicht verhindern.

Eine Steigerung der Fettsäurensynthese als Ursache der akuten Alkoholfettleber wurde besonders nach den tierexperimentellen Untersuchungen
von Lieber und Schmid diskutiert [17]. Durch die Dehydrogenierung von
Alkohol zu Acetaldehyd wird vermehrt NADH–H+ d. h. DPNH gebildet.
Für die Fettsäurensynthese wird aber NADPH–H+ d. h. TPNH gebraucht,
das über Transhydrogenierungsreaktionen aus NADH–H+ gebildet werden
kann. Auch die Polyalkohole Sorbit und Xylit werden beim Eintritt in den
Stoffwechsel zu D-Fructose bzw. D-Xylulose dehydrogeniert. Nach
Hohorst u. Mitarb. verhält sich das Redoxpotential von Laktat zu Pyruvat

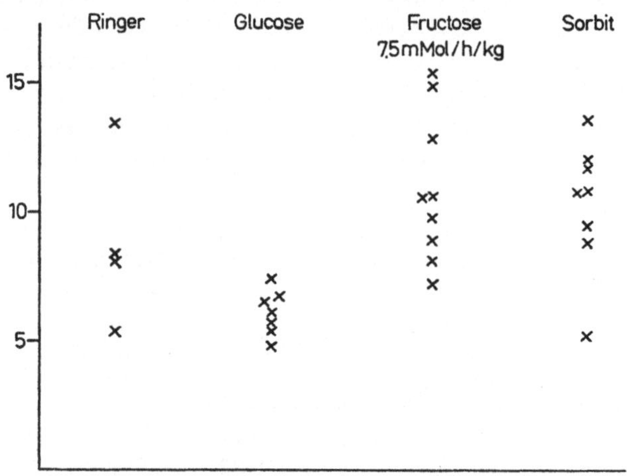

Abb. 2. Laktat/Pyruvat-Quotient der Leber nach 4 stündiger Infusion von Ringer-,
Glucose-, Fructose- und Sorbitlösung

in der Leber wie der NADH–H+/NAD-Quotient [11]. Wir bestimmten
daher nach 4stündiger Infusion von Ringer, Glucose, Fructose bzw. Sorbit
in üblicher Dosierung den Laktat/Pyruvat-Quotienten. Es zeigte sich, daß
dieser nach Fructoseinfusion gegenüber Glucose etwas ansteigt (Abb. 2).
Nach Sorbitinfusion tritt aber kein weiterer Anstieg auf. Dies bedeutet, daß
auch der NADH–H+/NAD-Quotient nicht weiter angestiegen ist. Eine
Änderung des NADH–H+/NAD-Quotienten kann also nicht Ursache einer
vermehrten Fettsäuresynthese unter Dauerinfusion von Sorbit sein. Da die
Kohlenhydrate Glucose und Fructose nur zu einem geringen Anstieg des
Leberfettgehaltes führen, können andere Mechanismen, die unter isolierter
Kohlenhydratzufuhr zu einer Vermehrung des Leberfettgehaltes führen
hier außer Betracht gelassen werden.

Zur Frage einer vermehrten Bildung von α-Glycerophosphat unter
Sorbitinfusion wurde nach 4stündiger Infusion auch der α-Glycerophosphatgehalt in der Leber bestimmt. Dabei zeigte sich erwartungsgemäß nach
Fructose, die überwiegend in der Leber metabolisiert wird, gegenüber

Glucose ein signifikanter Anstieg von $0,43 \pm 0,07$ µMol/g Leber nach Glucose auf $0,91 \pm 0,32$ µMol/g Leber nach Fructose (Abb. 3). Die Sorbitinfusion führte mit einem α-Glycerophosphatgehalt von $0,86 \pm 0,42$ µMol/g Leber zu keinem weiteren Anstieg gegenüber Fructose. BÄSSLER und STEIN [2] fanden nach intraportaler Infusion von Sorbit einen höheren Gehalt an α-Glycerophosphat in der Leber als nach Fructose. In den Untersuchungen dieser Autoren wurden jedoch 900 mg/Tier/h infundiert. Dies entspricht fast dem Vierfachen der von uns verabreichten Dosis von nur 240 mg/Tier/h. Eine

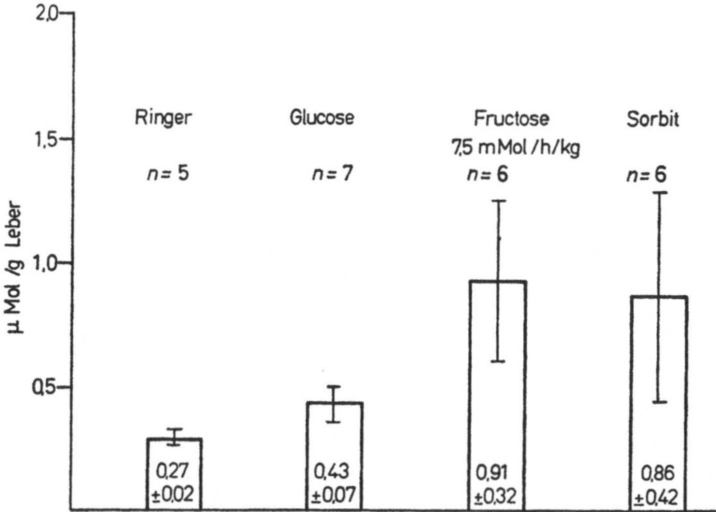

Abb. 3. α-Glycerophosphatgehalt der Leber nach 4 stündiger Infusion von Ringer-, Glucose-, Fructose- und Sorbitlösung

vermehrte Bildung von α-Glycerophosphat in der Leber kann unter den von uns gewählten Versuchsbedingungen nicht Ursache der Leberverfettung nach Sorbitinfusion sein.

Zur Beantwortung der Frage, ob eine gesteigerte Lipolyse, also ein vermehrter Einstrom von UFS in die Leber Ursache der Leberverfettung durch Polyalkohole ist, bestimmten wir die unveresterten Fettsäuren des Serums. Diese liegen nach Glucose und Fructoseinfusion niedriger als nach Sorbit- und Xylitinfusion. Am niedrigsten lagen sie nach Fructoseinfusion (Tab. 1). Dies ist zunächst überraschend, da Glucose zu einem größeren Anteil im Fettgewebe metabolisiert wird und dadurch stärker antilipolytisch wirkt als Fructose. Den Versuchstieren wurden jedoch nur 100–120 Cal/kg/Tag in Form von Kohlenhydraten zugeführt. Damit war der minimale Kalorienbedarf nicht gedeckt. Die Tiere nahmen während des Versuches an Gewicht ab, d. h. es muß auch unter Glucoseinfusion eine Lipolyse stattgefunden haben, so daß es unter Glucoseinfusion nicht zu einer optimalen

Senkung der UFS kommen konnte. Wesentlich ist jedoch der Unterschied
der UFS zwischen Fructose und Sorbit. Aus den Untersuchungen von
FROESCH und GINSBERG wissen wir, daß Fructose zu einem kleinen Teil
auch im Fettgewebe metabolisiert wird [7]. MÜLLER und KUHFAHL konnten
inzwischen auf für Infusionsbedingungen an der Ratte zeigen, daß durch
Fructose die Lipolyse im Fettgewebe blockiert wird. Sorbit wird jedoch
nicht im Fettgewebe metabolisiert und wirkt daher nicht antilipolytisch.

Tabelle 2. *Verhalten vom Serumlipiden und Leberfettgehalt nach Blockierung der Lipolyse
mit 3,5-Dimethylisoxazol*

Gruppe	n	Leber Fett g/100 g	UFS mval/l	Serum Gesamt-FS mval/l	Gesamtlipide mg/100 ml
Ringer	12	7,4 ± 1,4	0,81 ± 0,22	4,7 ± 1,2	237 ± 48
Sorbit	10	12,2 ± 3,1	0,84 ± 0,23	6,2 ± 1,3	347 ± 55
Sorbit + 3,5-Dimethylisoxazol	11	7,5 ± 2,2	0,39 ± 0,06	4,7 ± 0,7	288 ± 47

Als Beweis dafür, daß der Einstrom von unveresterten Fettsäuren wesentliche Ursache der Polyalkoholfettleber ist, dienen Versuche, bei denen
wir die Lipolyse im Fettgewebe blockiert haben. 3,5-Demethylisoxazol
blockiert schon in Dosen von 40 µg/kg die Lipolyse im Fettgewebe [4, 19].
Nach Zugabe von 3,5-Dimethylisoxazol (375 µg/Tier/Tag) kommt es
gegenüber der Kontrollgruppe zu einem Abfall der UFS (Tab. 2) von
0,84±0,23 mVal/l auf 0,39±0,06 mVal/l. Unter diesen Bedingungen fallen
Gesamtfettsäuren und Gesamtlipide des Serums signifikant ab. Gleichzeitig
bleibt ein wesentlicher Anstieg des Leberfettgehaltes aus. Er beträgt in der
Kontrollgruppe unter Sorbitinfusion 12,2±3,1% und nach Zugabe von
3,5-Dimethylisoxazol nur 7,5±2,2%. Denselben Effekt kann man auch
durch Infusion von Insulin oder Tolbutamid erzielen in Dosen, die den
Blutzucker nicht oder nur geringfügig senken. Die Polyalkohole Sorbit
und Xylit werden insulinabhängig metabolisiert. Abgesehen von einer
kurzzeitigen Stimulierung der Insulinsekretion durch Xylit beim Hund
(z. B. [9]), führen Sorbit und Xylit zu keiner Insulinsekretion. Unter den
Bedingungen der isolierten, langzeitigen Zufuhr von Polyalkoholen bleibt
das Fettgewebe in einem fortgesetzten Hungerzustand mit anhaltend gesteigerter Lipolyse und Abstrom von unveresterten Fettsäuren in die Leber.
Zur Praxis der Kohlenhydratinfusion beim Menschen können wir uns aus
unseren tierexperimentellen Ergebnissen nur vorsichtig äußern. Jedenfalls
erscheint es uns aus den vorgetragenen Gesichtspunkten nicht ratsam, eine
über viele Tage dauernde, isolierte Infusion von Sorbit oder Xylit durch-
zuführen, denn diese Polyalkohole wirken zwar antiketogen jedoch nicht
antilipolytisch.

Zusammenfassung

Eine Dauerinfusion von Sorbit oder Xylit in einer Dosis von 6,6 g/Tier/Tag führt nach 4 Tagen bei der weiblichen Ratte zu einer läppchenperipheren Leberverfettung, die nach Glucose- oder Fructoseinfusion fehlt oder nur gering ist. Besonders bemerkenswert ist der Unterschied zwischen Fructose und Sorbit, da diese Kohlenhydrate fast ausschließlich in der Leber metabolisiert werden. Fructose wird aber im Unterschied zur Sorbit in geringem Maße auch im Fettgewebe metabolisiert. Unter den hier demonstrierten Versuchsbedingungen ist dieser Anteil offensichtlich ausreichend, um die Lipolyse zu blockieren. Durch Blockierung der Lipolyse mit 3,5-Dimethylisoxazol kann auch die Leberverfettung durch Sorbitinfusion vermindert werden.

Literatur

1. BARTLETT, G. R.: Phosphorus assay in columns chromatography. J. biol. Chem. **234**, 466 (1959).

2. BÄSSLER, K.-H. u. G. STEIN: Biochemische Wirkungsunterschiede zwischen Sorbit und Fructose. Hoppe-Seyler's Zschr. physiol. Chem. **348**, 533 (1967).

3. DOLE, V. P., and H. MEINERTZ: Microdetermination of long chain fatty acids in plasma and tissues. J. biol. Chem. **235**, 2595 (1960).

4. DULIN, W. E., and G. C. GERRITSEN: Hypoglycemic activity of 3,5-dimethylisoxazole. Proc. Soc. exper. Biol. **113**, 683 (1963).

5. v. EULER, L. D., R. J. RUBIN, and R. E. HANDSCHUHMACHER: Fatty livers induced by orotic acid. II. Changes in nucleotide metabolism. J. biol. Chem. **238**, 2464 (1963).

6. FOLCH, J., M. LEES, and G. A. SLOANE STANLEY: A simple method for the isolation and purification of total lipids from animal tissue.

7. FROESCH, E. R., and J. L. GINSBERG: Fructose metabolism of adipose tissue. J. biol. Chem. **237**, 3317 (1962).

8. HELLER, L.: Erfahrungen mit intravenöser Fettzufuhr in der Geburtshilfe und Frauenheilkunde. Melsungen Med. Pharm. Mittlg. 1962.

9. HIRATA, Y., M. FUJISAWA, H. SATO, T. ASANO, and SH. KATSUKI: Blood glucose and plasma insulin responses to xylitol administered intraveneusly in dogs. Bioch. a. biophys. Res. Comm. **24**, 471 (1966).

10. HOHORST, J. H.: Enzymatische Bestimmung von L-(+) Milchsäure. Biochem. Zschr. **328**, 509 (1957).

11. HOHORST, H. J., F. H. KREUTZ u. TH. BÜCHER: Über Metabolitengehalte und Metabolitenkonzentrationen in der Leber der Ratte. Bioch. Zschr. **332**, 18 (1959).

12. HOHORST, J. H. in: H. U. BERGMEYER, Methoden der enzymatischen Analyse. S. 266, Weinheim: Verlag Chemie, 1962.

13. KUBEWITZ, F. u. O. OTT: Isolierung und Kristallisierung eines Gärungsfermentes aus Tumoren. Biochem. Zschr. **314**, 94 (1943).

14. KUHFAHL, E. u. F. MÜLLER: Der Einfluß von Fruktose auf den Stoffwechsel freier Fettsäuren in der Leber und im Fettgewebe. Acta biol. med. german. **17**, 671 (1966).

15. LAMDIN, E., W. W. SHREEVE, N. OJI, and I. L. SCHWARTZ: Transfer of tritium from succinate and other carbohydrates into liver fatty acids of mice in vitro. **24**, 291 (1965).

16. LANG, K.: Xylit als Nahrungskohlehydrat. Med. Ernähr. **4**, 45 (1963).
17. LIEBER, C. S. and R. SCHMID: The effect of ethanol on fatty acid metabolism; stimulation of hepatic fatty acid synthesis. J. clin. Invest. **40**, 394 (1961).
18. MEHNERT, H., K. STUHLFAUTH, B. MEHNERT, R. LAUSCH u. W. SEITZ: Vergleichende Untersuchungen zur Resorption von Glukose, Fruktose und Sorbit beim Menschen. Klin. Wschr. **37**, 1138 (1958).
19. SCHWABE, U. u. A. HASSELBLATT: Vergleich der Wirkung von Insulin und 3,5-Dimethylisoxazol auf den Stoffwechsel von unveresterten Fettsäuren. Glycerin und Glucose. Klin. Wschr. **44**, 707 (1966).
20. SPERRY, W. M. und A. M. WEBB: Revision of the Schoenheimer-Sperry method for cholesterol determination. J. biol. Chem. **187**, 97 (1950).
21. ZÖLLNER, N. u. K. KIRSCH: Über quantitative Bestimmung von Lipoiden (Mikromethode) mittels der vielen natürlichen Lipoiden gemeinsamen Sulfophosphovanillin-Reaktion. Zschr. exper. Med. **135**, 445 (1962).

Aüswahl der Kohlenhydrate zúr intravenösen Anwendung in der intra- und postoperativen Phase

Von **M. Halmágyi** und **H. H. Israng**

Aus dem Institut für Anaesthesiologie der Johannes Gutenberg-Universität in Mainz (Direktor: Prof. Dr. R. FREY)

Im Rahmen dieser Abhandlung sollen nur die Gesichtspunkte, die bei der Infusion von Glucose, Lävulose, Sorbit und Xylit zu berücksichtigen sind besprochen werden.

Bekanntlicherweise sind es mehrere Faktoren, die die Auswahl dieser Kohlenhydrate für die intra- und postoperative Infusionstherapie beeinflussen.

Diese sind:

1. Die Notwendigkeit Kohlenhydrate einschließlich Glucose und Aminosäuren zuzuführen um den energetischen und stofflichen Belangen des Organismus, während der peroralen Nahrungskarenz, auch bei kürzerer Dauer, gerecht zu werden.

2. Die Verwertungsstörung der Glucose in der intra- und postoperativen Phase, die mit Hyperglykämie und Glucosurie einhergeht.

3. Die ketogene Stoffwechsellage, die bei mangelhafter Energiezufuhr durch eine vermehrte Fettverbrennung unterstützt wird.

4. Die Tatsache, daß Aminosäuren nicht mit reduzierenden Zuckern sterilisiert werden können, da sonst infolge der sog. MAILLARDschen Reaktion toxische Substanzen entstehen, wie dies das Institut von Prof. LANG beweisen konnte.

In früheren Untersuchungen haben wir zeigen können, daß unter der Infusion von Glucose die Hyperglykämie über die ganze intra- und postoperative Periode anhält, während die Honiginfusion (d. h. Invertzucker) die hyperglykämische Phase verkürzt und unter Lävulose-Infusion ohne zusätzliche Glucosebelastung keine Hyperglykämie auftritt (Abb. 1). Ebenfalls konnte festgestellt werden, daß die Infusion von Lävulose eine Verminderung der Kalium- und Stickstoffverluste bewirkt.

Der Zuckeralkohol Sorbit weist grundsätzlich die gleichen Vorteile wie Lävulose in der intra- und postoperativen Phase auf, seine antiketogene Wirkung ist jedoch stärker.

Die stark antiketogen wirkende Substanz Xylit haben wir zwischen 1963–1965 bei insgesamt 1189 Patienten der chirurgischen Klinik durch 1497 Infusionen getestet.

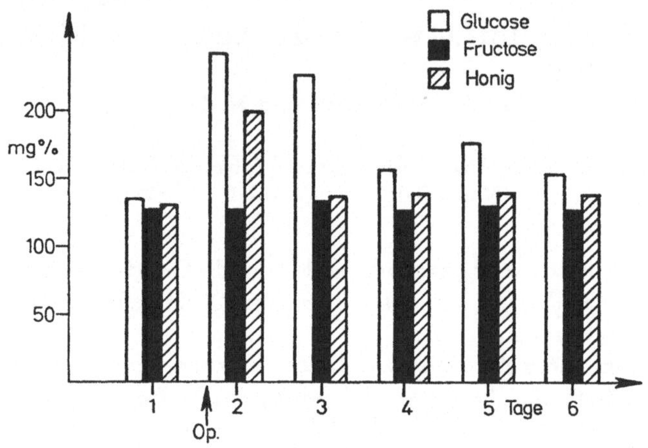

Abb. 1. Blutzuckerwerte

Die Verträglichkeit dieser Substanz erwies sich als einwandfrei. Im weiteren interessierten uns noch die Fragen:

1. Wird die Verwertung von Xylit durch Narkose und Operation beeinflußt?

2. Wie wirkt eine einmalige Xylitinfusion auf die postoperative Hyperglykämie?

Wir infundierten Patienten mit Oberbauchoperationen einen Tag vor der Operation, am Operationstag und am ersten postoperativen Tag jeweils nachmittags 0,75 g/kg Körpergewicht Xylit in 30 min. Nach der Infusion wurden über 40 min jeweils im Abstand von 10 min sowie nach 240 min Blutproben zur Bestimmung von Xylit und Glucose entnommen. Im Katheterurin bestimmten wir Xylit nach 40 und 240 min. Die Xylitkonzentrationen wurden nach der enzymatischen Methode von Bässler, Unbehaun und Prellwitz und die Glucosekonzentrationen im Blut mit Glucoseoxygenase und Peroxydase nach Hugget und Nixon ermittelt. Für die Bestimmung des Xylit möchten wir Herrn Prof. Bässler unseren Dank aussprechen.

Im weiteren wollen wir über unsere vorläufigen Ergebnisse berichten.

Die Xylitausscheidung betrug am Tag vor der Operation 9,0 g, am Operationstag 7,3 g und am ersten postoperativen Tag 4,5 g im Durchschnitt (Tab. 1). Sie erfolgte überwiegend in den ersten 40 min nach der Infusion.

Tabelle 1. *Xylit-Ausscheidung im Urin (g)*

Zeit	prä.-Op.-Tag	Op.-Tag	post.-Op.-Tag
40 min	7,1	6,7	3,5
240 min	1,9	0,6	1,0
Gesamt in 240 min	9,0	7,3	4,5

Die während der Versuchszeit jeweils ausgeschiedenen Urinmengen zeigen, daß die Abnahme der Xylitausscheidung in Gramm nicht von einer Einschränkung der Urinausscheidung herrühren kann (Tab. 2).

Tabelle 2. *Urinmenge (ml)*

Zeit	prä.-Op.-Tag	Op.-Tag	post.-Op.-Tag
40 min	330	530	340
240 min	240	320	530
Gesamt in 240 min	570	850	870

Die Tab. 3 zeigt die Werte der Eliminationskonstante „K" 20 min nach Ende der Infusion, sowie die Halbwertszeiten in der prä- und postoperativen Phase. Diese Werte weisen auf eine gute Verwertung des Xylit in der postoperativen Phase hin.

Tabelle 3. *Eliminationskonstante (K) und Halbwertszeit (t/2) von Xylit im Blut*

Zeit	K	$t/2$
prä.-Op.-Tag	0,015 min^{-1}	47,8 min
Op.-Tag	0,028 min^{-1}	26,4 min
post.-Op.-Tag	0,046 min^{-1}	7,4 min

Die Blutzuckerwerte in der prä-, intra- und postoperativen Zeitspanne lassen erkennen, daß die einmalige Infusion von Xylit die postoperative Hyperglykämie innerhalb der Untersuchungszeit nicht beeinflußt (Abb. 2).

Diese Untersuchungsergebnisse lassen vermuten, daß die Xylitverwertung in der postoperativen Phase nicht gestört ist. Wir möchten uns vorläufig jedoch keine quantitative Aussage erlauben sondern uns mit der

     M. Halmágyi und H. H. Israng

Feststellung begnügen, daß die Xylitverwertung in der postoperativen Phase gegenüber der der präoperativen nicht abnimmt.

Die Untersuchungen von Bässler über die additive Laktatbildung zeigten eindeutig, daß die Kombinationen von Glucose-Sorbit, Xylit-Lävulose und Glucose-Xylit vorteilhaft und sinnvoll sind, die Kombinationen von Xylit-Sorbit und Fructose-Sorbit jedoch nicht.

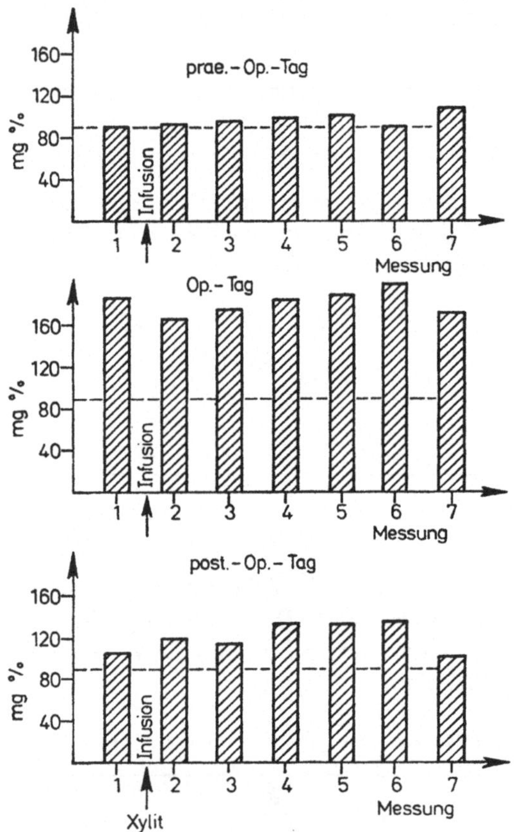

Abb. 2. Glucosekonzentration im Blut

Die Summation der hier besprochenen Gesichtspunkte und Untersuchungsergebnisse läßt unseres Erachtens folgende Folgerungen zu.

Für die parenterale Therapie in der intra- und postoperativen Phase sollte man die zur Verfügung stehenden Zucker und Polyole sinnvoll kombinieren.

Die Infusion von Glucose ist wegen ihrer stofflichen Funktionen und der Lokalisation der Verstoffwechslung wünschenswert.

Die gleichzeitige Verabreichung von Lävulose oder Sorbit ist nicht nur wegen der Eiweiß- und Kalium-sparenden Wirkung sondern auch wegen der diabetogenen Stoffwechsellage des Organismus erforderlich.

Bei der gleichzeitigen Infusion von Sorbit und Fructose soll man berücksichtigen, daß die Stoffwechselwege identisch sind.

Ein Einschränkung der Xylitverwertung ist in der postoperativen Phase nicht zu beobachten. Die Substanz ist gut verträglich. Die starke antiketogene Wirkung und die Sterilisierbarkeit zusammen mit Aminosäurelösungen begründen ihre parenterale Anwendung insbesondere in der intra- und postoperativen Phase.

Literatur

BÄSSLER, K. H., W. PRELLWITZ, V. UNBEHAUN u. K. LANG: Xylitstoffwechsel beim Menschen. Zur Frage der Eignung von Xylit als Zuckerersatz bei Diabetiker. Klin. Wschr. **40**, 791 (1962).

FREY, R. u. M. HALMÁGYI: Erfahrungen mit der parenteralen Ernährung in der Operations-Vor- und -Nachbehandlung. in: Parenterale Ernährung. Berlin-Heidelberg-New York: Springer Verlag 1966.

HUGGETT, A. ST. G., and D. A. DIXON: Biochem. J. **66**, 12 (1957).

LANG, K.: Xylit als Nahrungskohlenhydrat. Med. Ernähr. **4**, 45 (1963).

MEHNERT, H.: Die Verwertung von Xylit bei der parenteralen Ernährung. in: Parenterale Ernährung, Berlin-Heidelberg-New York: Springer Verlag 1966.

Klinische Untersuchungen über die Anwendung von Kohlenhydraten bei Stresszuständen

Von **K. Schultis** und **C. A. Geser**

Aus der Chirurgischen Universitätsklinik Gießen (Direktor: Professor Dr. K. Vossschulte) und aus der Medizinischen Poliklinik der Universität München (Direktor: Professor Dr. W. Seitz)

Es ist bisher noch keine für alle Fälle befriedigende Lösung zur ausreichenden Deckung des Energiebedarfes bei einer ausschließlich parenteralen Ernährung vorgeschlagen worden. Dieses gilt insbesondere unter Bedingungen gesteigerten Bedarfes wie nach Operationen, Verbrennungen und beim Tetanus, um nur einige Beispiele zu nennen [18, 19, 20]. Es hat daher die i.v. Applikation von Kohlenhydraten in den vergangenen Jahren in zunehmendem Maße großes Interesse erlangt. In den vorangegangenen Vorträgen ist uns das in anschaulicher Weise demonstriert worden. Da aber in der postoperativen Phase eine Katabolie mit gestörter Glucoseutilisation und Ketonämie besteht, muß mit einer veränderten Verwertung der verschiedenen Kohlenhydrate gerechnet werden.

Die Begriffe „Stress", „Alarmreaktion", „Notfall-Reaktion" oder „vegetative Gesamt-Umschaltung" haben in den vergangenen 40 Jahren Eingang in die Terminologie der Pathophysiologie gefunden und bezeichnen gleichsinnige Geschehen von Reaktionsabläufen im Organismus, mit denen dieser versucht, akute extreme Belastungen zu überwinden [9]. Nach Untersuchungen, denen wir in Gießen seit $1^1/_2$ Jahren nachgehen, führt jede Noxe, die einen solchen Mechanismus in Gang setzt zu gleichartigen Stoffwechsel-Reaktionen. Wir haben sichere Anhaltspunkte dafür, daß diese Veränderungen, die in den Meßgrößen des i.v. Glucosetoleranz-Testes nach Conard [5], des Tolbutamid-Testes und der Ketose analog einer diabetischen Stoffwechsellage imponieren, nicht Folgen einer prolongierten Fastenperiode sind, wie sie nach Operationen häufig unvermeidbar ist, obwohl sie einer solchen sehr ähneln.

Im folgenden wollen wir Ihnen über einige Befunde berichten, die wir bei Untersuchungen zur Frage der Brauchbarkeit von Glucose und Xylit bei der Bekämpfung der postoperativen Katabolie gewonnen haben. Der letzte schien uns wegen seiner intensiven antiketogenen Wirksamkeit hierfür im besonderen geeignet [1, 11]. Untersucht wurden stoffwechselgesunde

Männer im Alter von 20 bis 50 Jahren, die wegen benigner Magen- oder Gallenerkrankungen operativ behandelt wurden. Bei diesen Patienten wurde präoperativ und postoperativ während des 1. bis 3. Tages die Glucoseutilisation nach CONARD [5] geprüft. Die Utilisationsrate K_G wurde nach DOST [6] berechnet. Vor Injektion der Glucose, 10, 30 und 60 min danach erfolgten Blutentnahmen aus der Cubitalvene zur Bestimmung von Acetacetat, β-Hydroxybutyrat, freiem Glycerin, Triglyceriden und UFS (unveresterte Fettsäuren) im Serum. Die Bestimmung der Glucose wurde im Kapillarblut enzymatisch mit der Zwischenferment-Methode nach SCHMIDT [17],

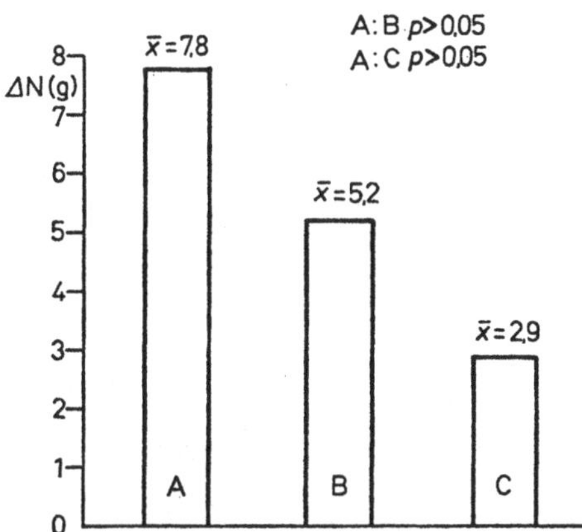

Abb. 1. N-Ausscheidung in $\varDelta$ g N im Mittel ($\varDelta$ = durchschnittlicher tägl. post. Op. Urin-N minus durchschnittlicher tägl. präop. Urin-N)

Acetacetat und β-Hydroxybutyrat enzymatisch nach BERGMEYER u. Mitarb. [2], freies Glycerin und Triglyceride enzymatisch nach EGGSTEIN u. Mitarb. [7] und UFS photometrisch nach MOSINGER [12] durchgeführt. Im 24 h Sammelurin wurde während des gesamten Beobachtungszeitraumes täglich der Gesamt-N nach KJEDAHL gemessen. Die mitgeteilten Werte sind Mittelwerte aus jeweils zwei 24 h Urinen. Die Patienten wurden bis zum Tag vor der Operation mit leichter Klinikkost ernährt. Eine Gruppe von 6 Patienten (Gruppe A) erhielt vom Operationsende an während der folgenden 3 Tage ausschließlich eine Infusion mit Ringerlösung (durchschnittlich 2,5 l/Tag). Eine 2. Gruppe von 5 Patienten (Gruppe B) erhielt 100 g Glucose in 5%iger Lösung pro Tag i.v. und eine 3. Gruppe von 5 Patienten (Gruppe C) 100 g Xylit in 5%iger Lösung pro Tag i.v. Die Kohlenhydrat-Infusionen erfolgten jeweils zwischen 8 und 20 Uhr. Das fehlende Volumen wurde während der Nacht in Form von Ringerlösung ergänzt.

Die Abb. 1 demonstriert Ihnen die mittleren Differenzen zwischen den Durchschnittswerten der täglichen N-Ausscheidung unter den genannten

Infusionsbedingungen während der ersten 3 postoperativen Tage. In der Gruppe A war die Ausscheidung um 7,8 g N, in der Gruppe B um 5,2 g N und in der Gruppe C um 2,9 g N gegenüber präoperativ erhöht. Es ist ein N-sparender Effekt bei Kohlenhydratzufuhr in Höhe von 100 g/24 h erkennbar, der nach Xylit ausgeprägter ist als nach Glucose. Die Verminderung des N-Verlustes kann durch Herabsetzung der Gluconeogeneserate erklärt werden. Dieser Effekt kann im t-Test nicht gesichert werden ($p > 0,05$).

Die Tab. 1 zeigt die Nüchternwerte im Mittel für freies Glycerin und Triglyceride im Serum in mg%. Es fällt auf, daß das freie Glycerin post-

Tabelle 1. *Nüchternwerte im Mittel in mg% prä- und postoperativ für Glycerin im Serum*

präop.	postop.		p
	Gruppe A	0,439 ± 0,26	> 0,05
0,746 ± 0,25	Gruppe B	0,438 ± 0,15	> 0,05
	Gruppe C	0,475 ± 0,15	> 0,05

Triglyceride im Serum

präop.	postop.		p
	Gruppe A	100,5 ± 17,1	> 0,05
156,0 ± 53,1	Gruppe B	144,1 ± 29,1	> 0,05
	Gruppe C	80,9 ± 28,8	= 0,05

operativ gegenüber präoperativ in allen Gruppen abfällt, obwohl im Gefolge eines Stress eine gesteigerte Lipolyse zu erwarten ist [4, 15] und das hierbei freiwerdende Glycerin vollständig aus dem Fettgewebe abgegeben wird. Daß auch bei unseren Patienten diese gesteigerte Lipolyse stattfindet, werde ich Ihnen nachher am Verhalten der Ketonämie zeigen können.

Wir haben bisher keine andere Erklärung für das Verhalten des freien Glycerins als die, daß der turnover posttraumatisch für diesen Metaboliten gesteigert ist. Die Triglyceride fallen post operationem gegenüber prae operationem ab. Für die Xylitbehandelten ist diese Abnahme der Triglyceridspiegel statistisch signifikant ($p = 0,05$), worauf in der Diskussion noch eingegangen wird.

Die Abb. 2 zeigt im oberen Abschnitt die Nüchternwerte der UFS im Mittel in µäqu/l im Serum. Die Unterschiede prä- und postoperativ sind minimal und liegen noch im Bereich der Streuung der Methode. Für diesen Befund gelten die gleichen Überlegungen, wie wir sie für die Spiegel des freien Glycerins zuvor dargelegt haben. Im unteren Teil der Abb. 2 sind die Abnahmen der UFS-Spiegel im Mittel in Prozent vom Ausgangswert (Nüchternwert) nach 10 min, 30 min und 60 min nach der Injektion von 0,33 g Glucose/kg Körpergewicht für den CONARD-Test dargestellt. Es ist deutlich zu erkennen, daß bei den mit Xylit substituierten Patienten die Elimination der UFS am schnellsten abläuft.

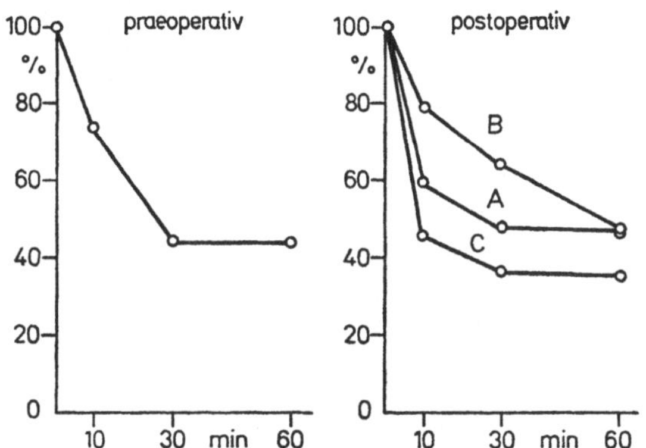

Abb. 2. Mittlere UFS in µäqu/l im Nüchternserum ($\bar{x} \pm \sigma$)

präoperativ		postoperativ	
			p
	A		742 $\pm$ 216 > 0,05
699 $\pm$ 336	B		778 $\pm$ 61 > 0,05
	C		670 $\pm$ 212 > 0,05

Mittlerer Abfall der UFS im Serum in % nach Injektion von 0,33 g Glucose/kg Körpergewicht

Die Abb. 3 zeigt in ihrem oberen Anteil die Mittelwerte für die Summe von Acetacetat und β-Hydroxybutyrat. Während Glucose nicht in der Lage ist, die gesteigerte Ketonämie zu beeinflussen, tritt eine solche unter Xylit nicht mehr auf. Die postoperativen Ketosen in den Gruppen A und B sind hochsignifikant. Im unteren Teil der Abb. 3 ist das Verhalten der Ketokörper nach der Injektion von 0,33 g Glucose/kg Körpergewicht in den Mittelwerten der Prozente dargestellt. 10 min post injectionem ist präoperativ ein Anstieg der Ketokörper gegenüber dem Ausgangswert regelmäßig zu beobachten. Dieser kann nach unserem heutigen Wissen nur aus einer durch die Glucose-Injektion induzierten gesteigerten Umsatzrate für die Fettsäuren erklärt werden. In den postoperativ gewonnenen Werten ist diese Steigerung unter Xylit am ausgeprägtesten. Entsprechend langsamer ist auch der prozentuale Abfall bei den mit Xylitbehandelten Patienten während der nächsten 60 min, wobei betont werden muß, daß die Nüchtern-Ketonspiegel bei den mit Xylit behandelten Patienten im physiologischen Bereich bleiben, während sie für die beiden anderen Gruppen bis zu 670% über den präoperativen Ausgangswerten liegen.

In der Abb. 4 sind die mittleren Glucose-Eliminationen unter den Bedingungen des Testes nach Conard dargestellt. In allen untersuchten Fällen war die Glucose-Ausscheidung über die Nieren während der Testdauer in einer zu vernachlässigenden Größenordnung, so daß die hier wiederge-

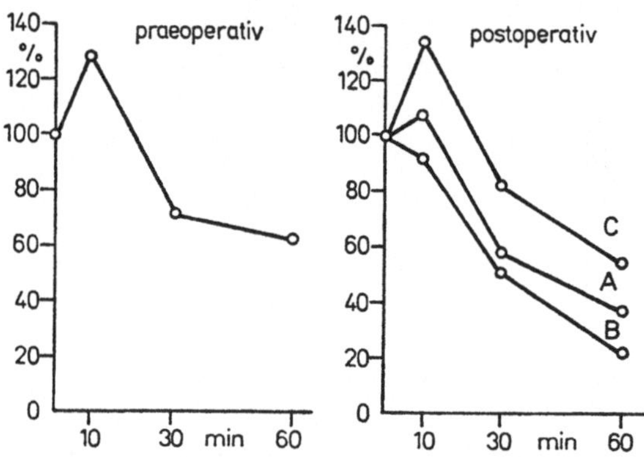

Abb. 3. Mittlere Σ-Ketone (mg %) im Nüchternblut (Acetacetat $+$ β-Hydroxybutyrat) ($\bar{x} \pm \sigma$)

präoperativ		postoperativ		p
	A	4,354 $\pm$ 4,1		$< 0,01$
0,753 $\pm$ 0,45	B	5,006 $\pm$ 3,3		$< 0,001$
	C	0,805 $\pm$ 0,39		$> 0,3$

Mittlerer Abfall der Σ-Ketone im Blut in % nach Injektion von 0,33 g Glucose/kg Körpergewicht.

gebenen Mittelwerte der Eliminationskonstanten K (K_G) als Ausdruck der Utilisation gewertet werden können. Im Mittel liegt der präoperative K_G-Wert bei 1,92. In den Gruppen A und B ist er in den ersten 3 postoperativen Tagen auf 1,02 vermindert, während in der mit Xylit behandelten Gruppe die Reduktion um etwa 50% geringer ausgeprägt ist. Im t-Test erweist sich die Verminderung der Glucoseelimination für die Gruppen A und B als hochsignifikant.

Die Tab. 2 gibt einen Überblick über erste Ergebnisse von Insulin-Bestimmungen bei 5 der hier besprochenen Patienten. Diese Untersuchungen führen wir seit einem halben Jahr radioimmunologisch in München durch. 2 dieser Patienten gehören der Gruppe B und 3 der Gruppe C an. Es ist eindeutig zu erkennen, daß 10 min nach Glucose-Injektion für den

CONARD-Test in der postoperativen Phase bei den mit Xylit vorbehandelten Patienten höhere Insulin-Spiegel zu messen sind, als bei den mit Glucose vorbehandelten. Der 2. von den mit Glucose behandelten Patienten, bei dem das Gesagte nicht zuzutreffen scheint, hatte auch präoperativ, ebenso wie

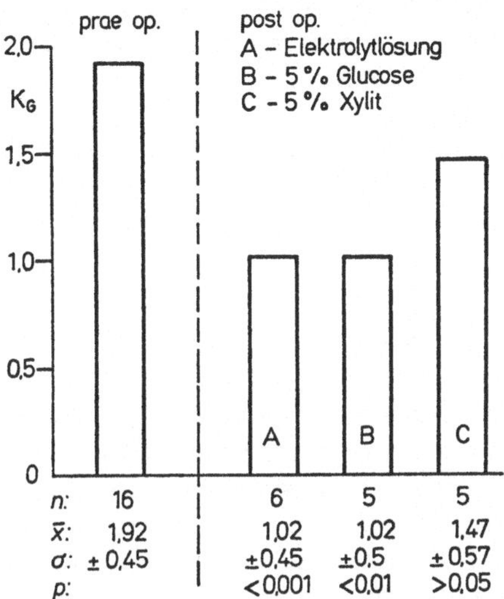

Abb. 4. Mittlere K_G-Werte präoperativ und postoperativ und deren Unterschiede bei differenter Infusionstherapie

der 1. von den 3 mit Xylitbehandelten, eine verhältnismäßig hohe Insulin-Ausschüttung. Eine Interpretation dieser Befunde ist uns im Augenblick noch nicht möglich.

Zusammenfassend ergibt sich aus den hier vorgelegten Ergebnissen, daß die stress-bedingten Stoffwechselentgleisungen mit dem Polyol Xylit günstig beeinflußt werden können, während Glucose kaum einen Einfluß auf diese Störungen hat. Es sind bis heute die kausalen Zusammenhänge

Tabelle 2. *Serum-Insulin in $\mu E/ml$ nüchtern und 10 min nach 0,33 g Glucose/kg Körpergewicht prä- und postoperativ nach Vorbehandlung mit Glucose (B) und Xylit (C)*

| | B | | C | |
	präop.	postop.	präop.	postop.
nü.	20	20	28	68
10′	50	73	122	292
nü.	29	34	31	35
10′	127	210	77	234
nü.			41	45
10′			58	123

für die Stoffwechselstörungen, die im Gefolge eines Stress auftreten, nur teilweise geklärt. Daß hierbei die gesteigerte Nebennierenrinden-Aktivität eine Rolle spielt [3, 8, 10], wird kaum bezweifelt. Ob aber z. B. der Anstieg der UFS im Serum [14, 16] oder Veränderungen an der Zellmembran eine Herabsetzung der Insulin-Effektivität bedingen, ob eine Drosselung der Glucose-6-Phosphatdehydrogenase-Aktivität, wie sie WIELAND [21] unter der Einwirkung von UFS beschrieben hat, im Vordergrund steht oder welches Zusammenspiel von Störungen im Intermediärstoffwechsel zu der gesteigerten Gluconeogenese aus Aminosäuren mit erhöhtem N-Verlust, zur gesteigerten Ketonämie und zur Glucoseutilisationsstörung führen, wissen wir noch nicht. Für unsere Fragestellung hier aber war es wesentlich, zu zeigen, daß in der Phase der gestörten Glucoseutilisation mit Glucose in therapeutischer Dosierung die gesteigerte Ketonämie nicht beeinflußt werden kann, daß die Spiegel für freies Glycerin und für Triglyceride gegenüber den nur Elektrolyt-Substituierten unverändert bleiben, daß die UFS auf eine akute hohe Glucosedosierung verzögert abfallen, daß der N-sparende Effekt unbefriedigend ist und daß schließlich die Glucoseutilisation selbst nicht beeinflußt werden kann. Im Gegensatz hierzu vermag Xylit das Auftreten einer Ketose zu verhüten. Weiterhin ist der Umsatz derUFS bei den mit Xylit Behandelten nach einer Glucosebelastung intensiver als bei den mit Glucose Behandelten, so daß die Bildung von Triglyceriden signifikant geringer ausgeprägt ist als nach Glucose. Hierin und in dem Anstieg der Ketonämie 10 min nach Glucoseinjektion sehen wir übrigens einen Hinweis darauf, daß der antiketogene Effekt des Xylit nicht in einer verminderten Freisetzung von UFS aus dem Fettgewebe zu suchen ist, wie das die Arbeitsgruppe um STRACK [13] infolge einer vermehrten Bereitstellung von Glycerophosphat vermutet hat, sondern in einer erhöhten Umsatzrate für UFS und Ketone. Schließlich konnten wir einen N-sparenden Effekt für Xylit nachweisen, der demjenigen der Glucose um über 100% überlegen ist. Dieser dürfte vor allem seine Ursache in der Verminderung der Gluconeogenese aus Aminosäuren haben. Im Vordergrund aber steht die günstige Beeinflussung der Fähigkeit zur Glucoseutilisation. Wir sehen hierin möglicherweise einen Schlüssel für die anabole Wirkung des Xylit – wie ihn unser verehrter Herr Präsident, Herr Prof. LANG, einleitend vorhin aufgezeigt hat – auch bei der stress-bedingten Katabolie. Die Antwort auf die Frage, welchen Einfluß Fructose und Sorbit hier evtl. haben, muß weiteren Untersuchungen vorbehalten bleiben.

Literatur

1. BÄSSLER, K. H. u. G. DREISS: Antiketogene Wirkung von Xylit bei alloxandiabetischen Ratten. Klin. Wschr. 41, 593–595 (1963).
2. BERGMEYER, H. U. u. E. BERNT: Enzymatische Bestimmung von Keton-Körpern im Blut. Enzymol. biol. clin. 5, 65–76 (1965).

3. BÜNTE, H.: Die enterale und parenterale Resorption aus der Sicht des Chirurgen. Gastroenterologia **104**, 92–101 (1965).
4. CARLSON, L. A., and S.-O. LILJEDAHL: Lipid Metabolism and Trauma. I Plasma and Liver Lipids during 24 hours after Trauma with Special Reference to the Effect of Guanethidine. Acta Medica Scand. **173**, 25–34 (1963).
5. CONARD, V.: Mesure de l'assimilation du glucose. Bases theoretiques et applications cliniques. Les Editions «Acta Medica Belgica», Bruxelles 1955.
6. DOST, F. H.: Der Blutspiegel. Kinetik der Konzentrationsabläufe in der Kreislaufflüssigkeit. Leipzig: Thieme Verlag 1953.
7. EGGSTEIN, M. u. F. H. KREUTZ: Eine neue Bestimmung der Neutralfette im Blutserum und Gewebe. Klin. Wschr. **44**, 262–273 (1966).
8. HARTENBACH, W.: Zur Anwendung von Hypophysen- und Nebennierenrindenhormonen sowie kreislaufaktiven Stoffen in der Chirurgie. Münch. med. Wschr. **98**, 1657–1658 (1956).
9. HOFF, F.: Klinische Physiologie und Pathologie. 6. Auflage, Stuttgart: G. Thieme Verlag 1962, S. 620.
10. LINDENSCHMIDT, TH.-O: Pathophysiologische Grundlagen der Chirurgie in ihrer Auswirkung auf chirurgisches Handeln. Stuttgart: Thieme Verlag 1958, S. 254f.
11. MEHNERT, H., J. D. SUMMA u. H. FÖRSTER: Untersuchungen zum Xylitstoffwechsel bei gesunden, leberkranken und diabetischen Personen. Klin. Wschr. **42**, 382–387 (1964).
12. MOSINGER, F.: Photometric adaptation of Dole's microdetermination of free fatty acids. J. Lipid. Research **6**, 157–159 (1965).
13. MÜLLER, F., E. STRACK, E. KUHFAHL u. D. DETTMER: Der Stoffwechsel von Xylit bei normalen und alloxandiabetischen Kaninchen. Zschr. exper. Med. **142**, 338–350 (1967).
14. RANDLE, P. J., P. B. GARLAND, C. N. HALES, and E. A. NEWSHOLME: The Glucose fatty-acid cycle, its role in Insulin sensitivity and the Metabolic disturbances of diabetes mellitus. Lancet 785–789 (1963).
15. RODEWALD, G.: Vergleichende Untersuchungen über Ventilation und Gasaustausch nach Operationen. Langenbeck's Arch. klin. Chir. **301**, 532–538 (1962).
16. Ross, H., J. D. A. JOHNSTON, T. A. WELBORN, and A. D. WRIGHT: Effect of abdominal operation on Glucose tolerance and serum levels of Insulin, growth hormone and hydrocortisone. Lancet 563–566 (1966).
17. SCHMIDT, F. H.: Die enzymatische Bestimmung von Glucose und Fructose nebeneinander. Klin. Wschr. **39**, 1244–1247 (1961).
18. SCHULTIS, K.: Die Bedeutung der Fettinfusion für die Chirurgie. in Henning, N. u. G. Berg: Fette in der Medizin 6. Folge Parenterale Ernährung mit Fettemulsionen S. 13–16. Lochham b. München: Pallas Verlag (1965).
19. SCHULTIS, K. u. W. RICK: Experimentelle Ergebnisse zur Toxikologie und Utilisation i.v. applizierter Fettemulsionen. in Henning, N. u. G. Berg: Fortschritte der parenteralen Ernährung, Fettstoffwechsel 2, S. 5–10. Lochham b. München: Pallas Verlag (1967).
20. SCHULTIS, K. u. H. L'ALLEMAND: Zur Ernährung Tetanuskranker. Der Anaesthesist **17**, 196–201 (1968).
21. WIELAND, O.: Der intermediäre Stoffwechsel des Fettgewebes im Hinblick auf die Koordination des Energiehaushaltes. 12. Symp. d. Dtsch. Ges. f. Endokrinologie. Berlin Heidelberg New York: Springer Verlag 1967, S. 138–153.

Wirkung von Xylitinfusionen auf die Ketonämie beim Kind

Von **W. Toussaint**

Aus der Universitäts-Kinderklinik (Direktor: Prof. Dr. KÖTTGEN) der Johannes Gutenberg-Universität in Mainz

In der Mitte der fünziger Jahre beschrieben TOUSTER u. Mitarb. im Zusammenhang mit Untersuchungen über den Glucuronsäurestoffwechsel die Bildung von L-Xylulose. Die Aufklärung des Umsatzes der L-Xylulose wurde von TOUSTER und seiner Arbeitsgruppe durch die Beobachtung eingeleitet, daß L-Xylulose bei Einwirkung von Lebermitochondrien in einer reversiblen Reaktion zum entsprechenden Polyalkohol, nämlich dem Xylit reduziert wird. Weitere Forschungen in Zusammenarbeit auch mit HOLL-MANN führten dann zur Auffindung des sogenannten Glucuronsäure-Xylulose-Cyclus. Als Besonderheit dieses Stoffwechselweges ist, wie in den vorhergehenden Referaten bereits geschehen, die zentrale Stellung von Xylit hervorzuheben. Dieser im pflanzlichen und tierischen Organismus vorkommende Pentit ist also ein normales Zwischenprodukt des Kohlenhydratstoffwechsels unter Umgehung des insulinabhängigen Abbauweges. Diese Tatsache gab u. a. den Anstoß zur Verwendung von Xylit als Zuckeraustauschstoff. Untersuchungen über die Verträglichkeit von Xylit ergaben, daß nach intraperitonialer Injektion bei entsprechenden Dosen keine Unterschiede gegenüber physiologischen Zuckern (KIECKEBUSCH u. Mitarb.) bestehen. Auch die parenterale Verabreichung von Xylit wird gut vertragen, ohne daß pathologische Veränderungen an den Organen nach der Injektion zu beobachten wären (LANG, MEHNERT u. Mitarb.). Bei der oralen Applikation können sich bei höherer Dosierung Durchfälle einstellen (CZOK u. Mitarb.), die nach einer längeren Verabfolgung dann sistieren.

Auf Grund seiner fehlenden Maillard-Reaktion eignet sich der Polyalkohol Xylit auch besonders zur Herstellung von Infusionslösungen. Außer der guten Metabolisierbarkeit des Xylit zeichnet sich dieser auch durch eine besondere antiketogene Wirkung aus (LANG, BÄSSLER u. Mitarb.). Alle diese Eigenschaften zusammengenommen legen es nahe, die Anwendung von Xylit gerade bei solchen Erkrankungen im Kindesalter vorzunehmen, bei denen eine ausgeprägte Ketose besteht. Hierbei bietet sich besonders der kindliche Diabetes, wie auch die sogenannte acetonämische Reaktion an. Die hier vorliegenden Untersuchungen wurden in Zusammenarbeit mit der Arbeitsgruppe von Prof. Dr. BÄSSLER (Physiologisch-chemisches Institut der Univ. Mainz) durchgeführt.

Methodik. Bei 20 Kindern im Alter von 3–14 Jahren, die wegen eines Diabetes mellitus bzw. einer acetonämischen Reaktion in unserer stationären Behandlung standen, wurden 35 Xylit-Infusionen vorgenommen. Die

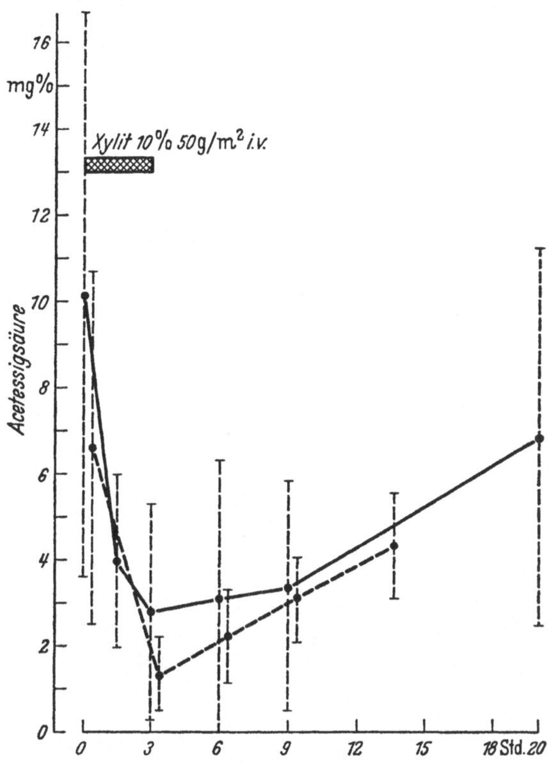

Abb. 1. Beeinflussung der durchschnittlichen Acetessigsäurewerte im Blut nach parenteraler Xylitgabe bei Kindern mit Diabetes ———— bzw. acetonämischer Reaktion .– – –.

Dosis betrug in der Regel 50 g/m² Körperoberfläche, das entspricht ungefähr 1,5 g/kg KG. Vor der Infusion sowie in 3- bzw. 1stündigen Abständen wurden Bestimmungen von Acetessigsäure, Glucose, Xylit und in einigen Fällen auch von β-Oxybuttersäure im Blut durchgeführt. Vom Infusionsbeginn an wurden in einzelnen Urinprotionen (3stündige Sammelzeit) Aceton und Acetessigsäure bestimmt.

Die im Kapillarblut vorgenommene Xylitbestimmung erfolgte nach der Methode von BÄSSLER, UNBEHAUN und PRELLWITZ. Die Blutzuckerwerte ermittelten wir mit der üblichen Reduktionsprobe nach Hagedorn und Jensen. Die quantitative Untersuchung auf Acetessigsäure im Blut und Urin erfolgte nach Walker. In aliquoten Teilen der Urinportionen führten wir die Acetonbestimmung nach Destillation in eine Vorlage mit Hypojodit jodometrisch durch.

Ergebnisse. Bei den Patienten mit einer acetonämischen Reaktion betrugen die Anfangswerte an Acetessigsäure im Blut durchschnittlich

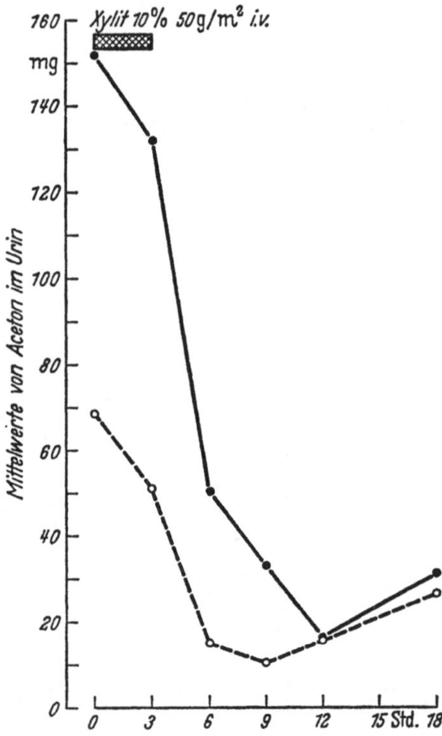

Abb. 2. Acetonwerte in Urinportionen nach Xylitgabe bei Kindern mit Diabetes ———— und acetonämischer Reaktion .————.

6,7 mg%. Nach 3stündiger Infusion fiel der Wert auf 1,2 mg% ab, das ist ungefähr $^1/_5$ des Ausgangswertes. Danach erfolgte ein langsamer Anstieg. Die Ausgangswerte stellten sich ungefähr 14–15 h nach Beginn der Xylitgabe ein. Diese noch länger dauernden „Nachwirkungen" dürfte wohl gegen einen spontanen Rückgang der Acetessigsäure im Blut sprechen. Bei den wegen eines Diabetes mellitus behandelten Kindern war die Acetonämie verständlicherweise in allen Fällen ausgeprägter. Während der durchschnittlich 3stündigen Infusion von Xylit versuchten wir, wenn es die Blutzuckerwerte erlaubten, ohne Insulin auszukommen. Bezüglich der Acetessigsäure im Blut ergab sich ein Abfall der Werte von durchschnittlich 10,1 mg% auf 2,7 mg% 3 h nach Infusionsbeginn (Abb. 1). Bis zu 24 h post infusionem erfolgte ein langsamer Anstieg auf 6,8 mg%. Das ist ungefähr $^2/_3$ des-Ausgangswertes. Auch hier kann man also eine gewisse „Nachwirkung" feststellen. Bezüglich der Änderung der β-Oxybuttersäure nach Xylit-Infusionen im Blut zeigte sich ein ähnlicher Abfall wie bei der Acetessigsäure. Man kann daraus folgern, daß die Abnahme der Ketose nach Xylit-Applikation sich auf alle Ketonkörperfraktionen in gleichem Maße auswirkt.

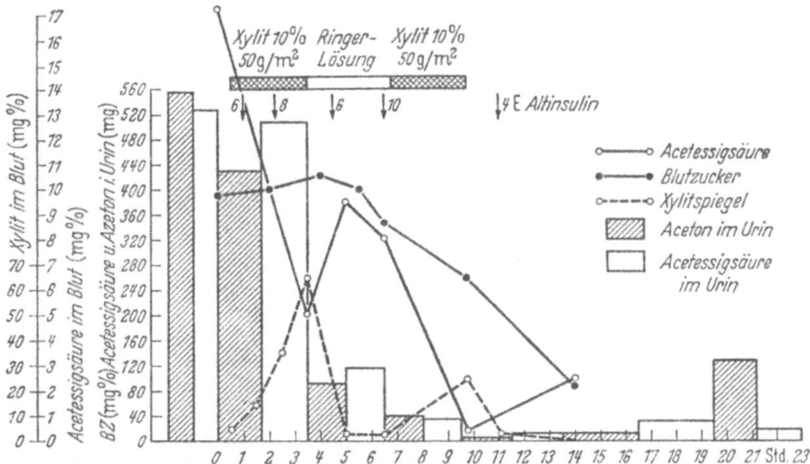

Abb. 3 Beeinflussung der Ketonkörper im Blut und in verschiedenen Urinportionen nach intermittierender zweimaliger Xylitinfusion bei einem kindlichen Diabetiker

Aus diesen Befunden leitet sich ab, daß entsprechend dem Rückgang der Ketonkörper im Blut ein Abfall der Gesamtacetonkörperausscheidung im Urin zu erwarten ist. Der Rückgang des Gesamtacetons in den einzelnen Urinportionen ging parallel mit einem Abfall, der zur Ausscheidung gelangten Acetessigsäure. Dabei zeigte sich, daß alle Ketonkörperfraktionen in gleichem Maße reduziert wurden (Abb. 2). Bei allen Probanden, besonders auch den diabetischen Kindern, führte die Xylitzufuhr zu keinem Anstieg der Blutzuckerwerte.

Die bisher geschilderten Xylitwirkungen sollen nochmals an dem Beispiel eines Patienten mit Diabetes und mit einer acetonämischen Reaktion besonders gezeigt werden. Das im Coma diabeticum zur Aufnahme gekommene Kind wies nach Xylitzufuhr einen deutlichen Rückgang der Acetessigsäure im Blut auf (Abb. 3). Während einer nachfolgenden Ringerinfusion stiegen die Werte nochmals an um unter einer weiteren 3stündigen Infusion mit Xylit weiter abzufallen. Die Ausscheidung von Aceton und

Acetessigsäure im Urin wies einen erheblichen Rückgang auf. Die anfänglich erhöhten Blutzucker-Werte zeigten unter der ersten Xylitgabe keinen Anstieg und fielen innerhalb 14 h nach Infusionsbeginn auf normale Werte ab.

Bei dem Kleinkind mit acetonämischer Reaktion (Abb. 4) lagen die Ausgangswerte hinsichtlich der Ketonkörper tiefer. Auch hier ergab sich ein schneller Rückgang der Acetessigsäure und β-Oxybuttersäure im Blut.

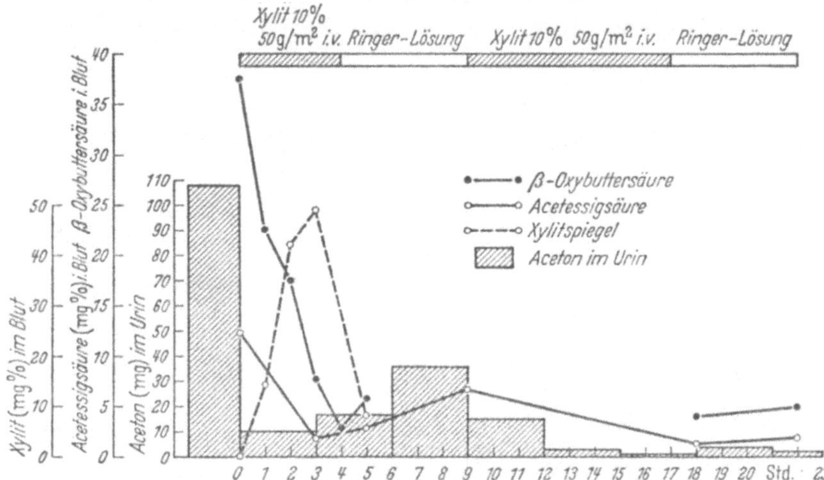

Abb. 4. Beeinflussung der Ketonkörper im Blut und in einzelnen Urinportionen bei einem Kind mit acetonämischer Reaktion nach zweimaliger Xylitinfusion

Auch die Ausscheidung an Aceton im Urin normalisierte sich innerhalb von ungefähr 12 h.

Ein Hinweis sei noch auf die unter der Infusion relativ geringen Xylitspiegel gegeben, die nach Absetzen der Zufuhr schnell auf Nullwerte abfallen.

Es steht außer Frage, daß gerade bei Kindern mit einer diabetischen Stoffwechsellage und ausgeprägter Ketose die Xylit-Behandlung besondere Vorteile bietet. Neben einer Kalorienzufuhr kommt es zu einer *schnellen* Normalisierung des gestörten Kohlenhydratstoffwechsels. Diese tritt ohne notwendige Applikation von Insulin ein. Die Blutzuckerwerte erfahren durch die Verabreichung des Polyalkohols Xylit keine Änderung, wie schon von Bässler u. Mitarb., Prellwitz und Bässler und Mellinghoff bei erwachsenen Diabetikern gezeigt wurde. Als weiterer Vorteil ist noch hervorzuheben, daß die Glycogenbildung in der Leber, wie Bässler und Heesen in Tierversuchen mit Ratten nachwiesen, unter Xylit besonders günstig ist. Haydon konnte auch bei Untersuchungen an Leberschnitten hungernder Ratten zeigen, daß unter dem Einfluß von Xylit und Sorbit eine geringere Acetessigsäurebildung im Vergleich zur Fructose bzw. zum Mannit zustande kam.

Für die Schnelligkeit der Xylitmetabolisierung spricht ferner die Tatsache, daß auch nach parenteraler Gabe von Xylitlösungen, wie wir durch Spiegelbestimmungen zeigen konnten, nur mäßige Blutspiegel erreicht werden. Diese fallen nach Beendigung der parenteralen Zufuhr schnell auf Null-Werte ab. Dabei kommt es nur zu geringfügigen Verlusten über die Niere (LANG, PRELLWITZ und BÄSSLER, MEHNERT). Die geringe Ausscheidung beruht auf der starken tubulären Rückresorption von Xylit in der Niere. Dies bewirkt auch, daß die bei Sorbit bekannte forcierte Diurese nach Infusionen von Xylit-Lösungen höherer Konzentrationen nicht eintritt. Untersucht man den Umfang des Xylitumsatzes in den verschiedenen Altersgruppen, so kann man feststellen, daß keine wesentlichen Unterschiede zwischen Frühgeborenen und Schulkindern bzw. Erwachsenen bestehen (BÄSSLER, TOUSSAINT und STEIN). Die Verabreichung von Xylit bietet sich also für alle Altersgruppen an. Dabei erhebt sich jedoch die Frage, inwieweit die oralen oder auch parenteralen Verabreichungen von Xylit zu Schädigungen des Organimsus Anlaß geben können. GABBAY, MEROLA und FIELD haben in peripheren Nerven und im Rückenmark bei alloxandiabetischen Ratten eine stärkere Anhäufung von Sorbit beschrieben. Diese mit einer unspezifischen Bestimmungsmethode ausgeführten Untersuchungen hielten jedoch eine Überprüfung von SHERMAN und STEWART nicht stand. Diese konnten mit einer spezifischen Bestimmungsmethode nur den zehnten Teil der von den ersten Autoren angegebenen Konzentrationen im Nervengewebe nachweisen. Als weiteremögliche Folgen von Störungen im Zuckerstoffwechsel können sich bekanntlicherweise Katarakte ausbilden. KIECKEBUSCH, GRIEM und LANG konnten in ihren langfristigen Fütterungsversuchen in keinem Falle eine Katarakt nachweisen. Bei allen diesen Störungen und Nebenwirkungen dürfte es sich um eine Folge des gestörten Glucose- und Fructose-Umsatzes handeln. Entsprechend den Ablagerungen von Sorbit im Nervengewebe beim Alloxandiabetes fanden GITZELMANN, CURTIUS und MÜLLER Galaktitanhäufung bei Galaktokinasemagel. Im Gegensatz zu dem Anstau von Sorbit bzw. Galaktit ist keine angeborene oder erworbene Stoffwechselstörung bisher bekannt, bei der der Umsatz von Xylit oder eines seiner Folgeprodukte, z. B. L-Xylulose gestört ist. Die bei dem schon lange bekannten Krankheitsbild der angeborenen Pentosurie vorhandene Stoffwechselstörung liegen in der Höhe von L-Xylulose, also vor Xylit und betreffen damit nur die Bildung nicht aber die Verwertung dieses Polyalkohols. Man kann aus all diesen Beobachtungen ableiten, daß die Stellung von Xylit gerade im Intermediärstoffwechsel wesentlich günstiger gegenüber anderen Polyalkoholen ist.

Die Anwendung von Xylit im Kindesalter stellt somit eine erfolgreiche und empfehlenswerte Therapie dar. Sie ist nicht beschränkt auf irgendeine

Altersstufe. Die Tatsache der Insulinunabhängigkeit ermöglicht die Xylit-anwendung ohne jegliche Einschränkungen auch beim kindlichen Diabetes. Der antiketogene Effekt ist gut.

Literatur

Bässler, K. H.: Biochemie und Stoffwechsel von Xylit. DLR **61**, 171 (1965).
— u. G. Dreiss: Antiketogene Wirkung von Xylit bei alloxandiabetischen Ratten. Klin. Wschr. **41**, 593 (1963).
— u. D. Heesen: Die Bildung von Leber- und Muskelglykogen aus Xylit, Sorbit und Glucose bei gesunden und alloxandiabetischen Ratten. Klin. Wschr. **41**, 595 (1963).
—, W. Prellwitz, V. Unbehaun u. K. Lang: Xylitstoffwechsel beim Menschen. Zur Frage der Eignung von Xylit als Zucker-Ersatz beim Diabetiker. Klin. Wschr. **40**, 791 (1962).
—, W. Toussaint u. G. Stein: Xylitverwertung bei Frühgeborenen, Säuglingen, Kindern und Erwachsenen. Kinetik der Elimination aus dem Blut. Klin. Wschr. **44**, 212 (1966).
—, V. Unbehaun u. W. Prellwitz: Enzymatische Bestimmung von Xylit in biologischem Material. Biochem. Z. **336**, 35 (1962).
Czok, G. u. K. Lang: Beeinflussung der Darmmotorik durch Xylit. Klin. Wschr. **41**, 241 (1963).
Gabbay, K. H., L. O. Merola, and R. A. Field: Sorbitol Pathway: presence in nerve and cord with substrate accumulation in diabetes. Science **151**, 209 (1966).
Gitzelmann, R., H. C. Curtius, and M. Müller: Galactitol excretion in the urine of a galactokinasedeficient man. Biochem. Biophys. Res. Com. W **1.22**, Nr. 4.437 (1966).
Haydon, R. K.: The antiketogenic effects of polyhydric alcohols in rat liver slices. Biochem. Biophys. Acta (Amst.) **46**, 598 (1961).
Hollmann, S.: Nicht-glykolytische Stoffwechselwege der Glucose. Stuttgart: Georg Thieme 1961.
Hollmann, S., and O. Touster: J. Amer. chem. Soc. **78**, 3544 (1956).
Kieckebusch, W., W. Griem u. K. Lang: Die Verwertbarkeit von Xylit als Nahrungskohlenhydrat und seine Verträglichkeit. Klin. Wschr. **39**, 447 (1961).
Lang, K.: Xylit als Nahrungskohlenhydrat. Med. Ernähr. **4**, 45 (1963).
Mehnert, H., J. D. Summa u. H. Förster: Untersuchungen zum Xylitstoffwechsel bei gesunden, leberkranken und diabetischen Personen. Klin. Wschr. **42**, 382 (1964).
Mellinghoff, C. H.: Über die Verwendbarkeit des Xylit als Ersatzzucker bei Diabetikern. Klin. Wschr. **39**, 447 (1961).
Prellwitz, W. u. K. H. Bässler: Die Verträglichkeit von Xylit beim Diabetiker. Klin. Wschr. **41**, 196 (1963).
Sherman, W. R., and M. A. Stewart: Dentification of Sorbitol in Mammalian Nerve. Bioch. Biophys. Res. Comm. Vol. 22, 5 (1966).
Toussaint, W., K. Roggenkamp u. K. H. Bässler: Behandlung der Ketonämie im Kindesalter mit Xylit. Zschr. Kinderhk. **98**, 146–154 (1967).
Touster, O., D. R. D. Shaw: Phys. Rev. **42**, 181 (1962).
Touster, O., V. H. Reynolds, and R. M. Hutcheson: J. Biol. Chem., Balitmore **221**, 697 (1956).
Walker, P. G.: A colorimetric method for estimation of acetoacetate. Biochem. J. **58**, 699 (1954).

Some Enzymatic Aspects of Hemorrhagic Shock

By **K. Yoshikawa, K. Ogli, Y. Doi, J. Koh, F. Okumura** and **T. Wada**

Department of Anesthesiology (Director: Prof. Dr. Y. OUCHI), Osaka University
School of Medicine, Fukushima, Osaka, Japan

Since a half century, a multiplicity of metabolic alterations has been described following injury and shock. In clinically, physicians are obliged to determine whether the patients recover or die from the shock. Attention has been drawn to the metabolic changes after the shock. Until fairly recently, the majority of such studies has dealt with chemical changes in the blood and urine, because of the ease of obtaining such samples from living animals and patients for analysis, and difficulty of obtaining tissue samples from patients. Many questions are remained wether the analysis of chemical changes of blood and urine reflects the biochemical change of the tissue and cell. Only a few attempt has been made to study the problems of the cellular and subcellular biochemical changes following shock in vivo and in vitro. Main factor which affects the metabolic changes in tissue after shock is obviously anoxia due to the incompleteness of effective blood flow. Hypoxia and anoxia not only proceed the alteration of oxidative reaction but also destruct the cell membrane and the structure of the cells. Metabolic alterations of shock due to the impairment of tissue perfusion are reported and reviewed [1–3]. By the shock, the oxidation-reduction potential shifts toward reduced state, and an accumulation of undisposable lactic acid is observed.

Proteolytic reactions in shock produced vasoactive kinins from plasma is also important in the shock state [4–5]. Many other factors caused from tissue hypoxia have been discussed.

Present experiment has been carried out to determine the alteration of enzyme activity of malic enzyme and succinic dehydrogenase in muscle and liver during hemorrhagic shock, and the effects of the infusion of carbohydrate solution to the shocked dogs.

Methods

The dogs were bled slowly under sodium pentobarbital anesthesia with gallamine administration. Respiration was maintained mechanically with intubation. The bleeding was made from femoral artery, and the blood pressure was maintained at 40 mmHg for one hour until 5% solution of carbohydtate was infused (0.5 g/Kg body weight). Muscle, liver and blood was sampled at 0, 30, 60, and 90 min after the infusion of the fluid. Before the bleeding those tissues were sampled as a control. Blood gas was analyzed

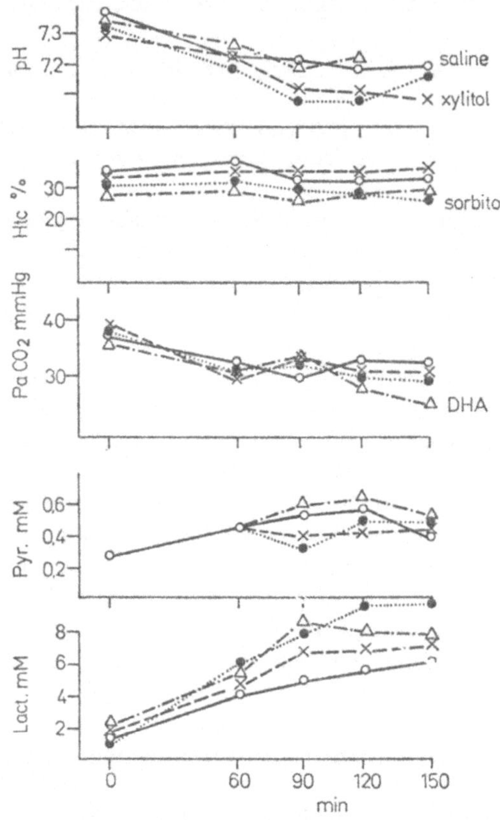

Fig. 1. The effects of hemorrhagic shock on blood pH, hematocrit, PaCO$_2$ and the concentration of pyruvate and lactate.
Bleeding was made at 0 min, and each carbohydrate solution was infused at 60 min (see Methods). Remarks: (o———o) physiological saline, ($\times$———$\times$) 5% solution of xylitol, ($\triangle$–·–·$\triangle$) 5% solution of dihydroxyacetone, ($\bullet$———$\bullet$) 5% solution of sorbitol

polarographically and acid-base balance by glass electrode at each period. The muscle was taken from abdominal muscle and the resection of the muscle was carefully undergone to avoid necrotic lesion. Infused carbohydrate solutions were 5% solution of glucose, sorbitol, xylitol and dihydroxyacetone, and physiological saline was infused as the control.

For the determination of enzyme activity, the tissue was homogenized in 0.14 M KCl with Potter Elvehjem homogenizer and the homogenate was centrifuged at 2, 000 x g for 10 min. The supernatant was again centrifuged at 20, 000 x g for 20 min. The sediment was used for the determination of succinic dehydrogenase activity and the supernatant was used for the assay of malic enzyme activity. Succinic dehydrogenase activity was measured by Warburg manometric method, and the determination of malic enzyme activity was carried out by the method of OCHOA et al. [6]. Protein concentration in the samples was determined by turbidometry.

Results

Some physiological data of the shocked dogs were presented in Fig. 1. Arterial pH was decreased markedly during the shock. There were some differences on pH among the infusions of carbohydrate solutions. The

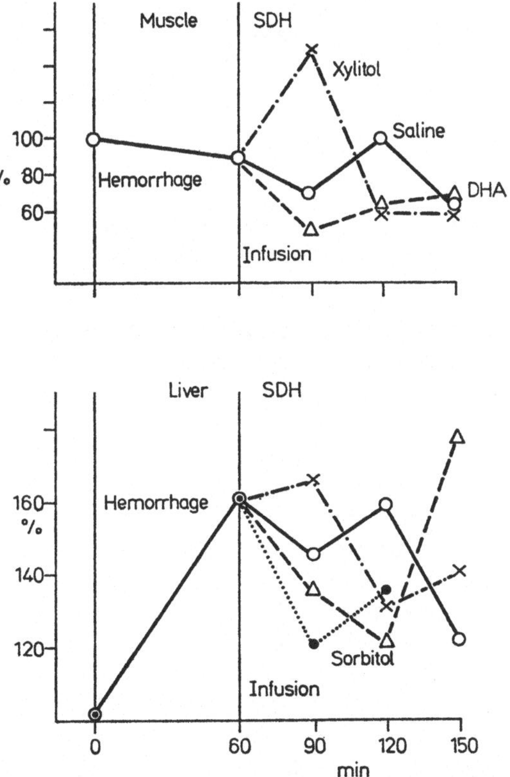

Fig. 2. Succinic dehydrogenase activity in muscle and liver under hemorrhagic shock on dogs. Conditions and remarks were same as in Fig. 1

infusion of xylitol and sorbitol decreased blood pH markedly. Slight increase of hematocrit value was obtained after the shock, but no differences of the values among those infusions were obtained. The values of $PaCO_2$ were decreased during the shock. However, no marked difference among the infusions were obtained. The increase of pyruvate and lactate level in the blood during the shock was shown in the figure. Successive increase of pyruvate level was found in the case of saline and dihydroxyacetone, but not in the case of sorbitol and xylitol. The increase of lactate level in the blood was also recognized in all cases, but higher increase of the level was recognized after the infusion of sorbitol.

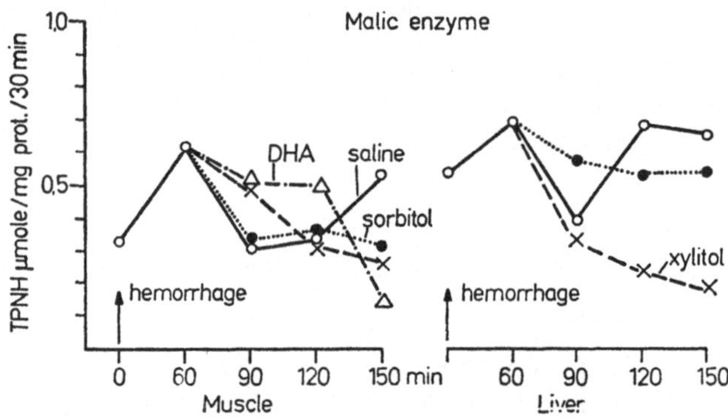

Fig. 3. Malic enzyme activity in muscle and liver under hemorrhagic shock on dogs. Conditions and remarks were same as in Fig. 1

The data of excess lactate and lactate/pyruvate ratio were listed in Table 1. As shown in the table the highest value of excess lactate was found in the case of glucose and sorbitol infusion, but low value was obtained in the case of xylitol and dihydroxyacetone infusion.

The activity of succinic dehydrogenase in the muscle mitochondria was decreased during the shock, and xylitol activated the activity at 30 min after the infusion as shown in Fig. 2. But at 150 min after xylitol infusion, the activity was markedly decreased to the same level of other infusion. On the contrally physiological saline group maintained the activity at low level. Dihydroxyacetone had decreased the activity compared to that of saline group. On the liver mitochondria, the activity of succinic dehydrogenase was elevated markedly at 60 min after the shock, and the activity decreased thereafter. Marked decrease was observed after the infusion of sorbitol and dihydroxyacetone. The infusion of xylitol maintained high level until 30 min, but decreased at 120 min after the infusion.

There were some differences of malic enzyme activity between muscle and liver during the shock as shown in Fig. 3.

Table 1. *The effect of carbohydrate solution on the concentration of lactate and pyruvate in the blood after hemorrhagic shock on dogs. Stage number in the table means control (1), 60 min (2), 90 min (3), 120 min (4) and 150 min (5) after bleeding respectively. XL is excess lactate.*

Infusion	Stage	Lactate (mM)	Pyruvate (mM)	L/P	XL (mM)
Saline	1	1.50	0.30	5.0	
	2	3.74	0.50	7.4	1.2
	3	4.22	0.51	8.3	1.7
	4	4.91	0.59	8.3	2.0
	5	5.95	0.44	13.5	3.8
Sorbitol	1	0.97	0.21	4.6	
	2	6.17	0.46	13.4	4.1
	3	7.99	0.34	23.5	6.5
	4	10.06	0.47	21.4	7.9
	5	10.28	0.50	20.6	7.9
Xylitol	1	2.47	0.24	10.3	
	2	5.21	0.42	12.4	0.9
	3	6.42	0.36	17.8	2.7
	4	6.66	0.40	16.7	2.6
	5	7.88	0.46	17.1	2.2
Dihydroxyacetone	1	2.44	0.28	8.7	
	2	5.37	0.50	10.7	1.0
	3	8.56	0.57	15.0	3.6
	4	8.30	0.58	14.3	3.5
	5	8.00	0.52	15.4	3.5
Glucose	1	1.44	0.18	8.0	
	2	9.17	0.32	28.7	6.5
	3	9.33	0.34	27.4	6.6
	4	9.33	0.58	16.1	4.7
	5	14.7	0.65	22.6	9.5

In the muscle the malic enzyme activity of the control was 0.32 TPNH μmoles/mg protein/30 min, but the activity increased to 0.64 TPNH μmoles/mg protein/30 min after the hemorrhage. By the infusion of saline and sorbitol solution, the activity was decreased to the control level at 30 min after the infusion, but the infusion of dihydroxyacetone and xylitol maintained high level of the activity at 30 min after the infusion. Marked decrease of the activity at 90 min after the infusion of dihydroxyacetone was recognized.

In the liver, the activity was increased slightly by the hemorrhage, but a marked decrease of the activity was observed by the infusion of xylitol.

Saline and sorbitol group did not change the activity so markedly during the course of the shock.

Discussion

There were great variations among the values of physiological data during shock. In our experimental conditions, the values of arterial pH, pyruvate and lactate level had also great variations among the experimental animals. As shown in Table 1, marked differences of pyruvate and lactate level in the blood among the experimental animals were recognized.

To investigate the enzymatic behavior of the shock, the present experiment was carried out to determine the change of succinic dehydrogenase activity as an oxidative reaction in mitochondria and malic enzyme activity. In the preliminary experiment, we confirmed that the activity of malic enzyme in skeletal muscle under ischemic state was markedly increased.

Malic enzyme catalyzes the following reaction and is widely distributed.

$$\text{Pyruvate} + CO_2 + NADPH + H^+ \rightleftharpoons \text{Malate} + NADP$$

The reaction tends to the synthesis of malate, rather than its breakdown. The hemorrhagic shock caused oxygen deficiency and the accumulation of reduced form of NADP will occur. Even in a normal condition malic enzyme tends to move the reaction to right side owing to the high ratio of NADPH/NADP in the cells. In the muscle, the increasing rate of the enzyme activity was higher than that in liver during the shock. It might be suggested that the metabolic changes of the muscle were greatly affected by the shock.

Characteristic differences of succinic dehydrogenase activity between muscle and liver were observed. Strawitz et al. [7] reported the elevation of oxygen consumption of the shocked liver mitochondria. In the early stage of the hemorrhagic shock, oxygen consumption was increased as shown in our experiment. This might be the uncoupling phenomenon of oxidative phosphorylation in mitochondria by some shock substances released from the damaged cells by the shock. However, even in the early stage of the shock, the activity of the muscle was inhibited by the shock. This suggested that muscle cells were more sensitive to the anoxia by the shock. Main factors which affect to the irreversibility of shock might be the myocardial damage itself and the effectiveness of shocked substances released from the tissues such as skeletal muscle to heart muscle during shock.

Excess lactate is a good index of the irreversibility of shock as reported elsewhere [8, 9]. As shown in Table 1, the infusion of glucose and sorbitol to the shocked dogs induced the high level of excess lactate. Dihydroxyacetone and xylitol infusion showed low level of excess lactate.

Laborit proposed [10] that the administration of dihydroxyacetone decreases NADH/NAD ratio due to the conversion of reduced form of NAD to oxidized form coupled to the conversion of dihydroxyacetone phosphate to α-glycerophosphate. In our experiment, excess lactate formation was decreased by the administration of dihydroxyacetone, but a fall of blood pH did not recover by the administration of dihydroxyacetone.

Summary

Enzyme activities including succinic dehydrogenase and malic enzyme in liver and muscle were measured during hemorrhagic shock, and the effects of the infusion of carbohydrate solution were also observed.

Succinic dehydrogenase activity in dog muscle decreased by the shock, but increased in liver mitochondria at 30 min after hemorrhage.

Malic enzyme activity was increased by hemorrhagic shock both in liver and muscle. The increasing rate of the enzyme activity in muscle was higher than that of liver. The effects of the infusion of carbohydrate solution on the shocked dogs were also determined and discussed.

References

1. ENGLE, F. L.: Ann. N. Y. Acad. Sci. 55: 381, 1952.
2. WILHELMI, A. E., J. A. RUSSELL, F. L. ENGLE, and C. N. H. LONG: Amer. J. Physiol. 144: 669, 1945.
3. BURDETTE, W. J.: Amer. J. Physiol. 168: 575, 1952.
4. KWAAN, H. C., R. LO, and A. J. McFADZEAN: Clin. Sci. 15: 245, 1956.
5. BEARD, L., and J. K. HAMPTON: Fed. Proc. 19: 102, 1960.
6. OCHOA, S., A. H. MEHLER, and A. KORNBERG: J. Biol. Chem. 174: 979, 1948.
7. STRAWITZ, J. G., and H. HIFT: in Shock and Hypotension, edt. by Mills, L. C. and J. H. Moyer. Grune and Stratton, New York and London, 1965, p. 637.
8. BRODER, G., and M. H. WEIL: Science 143: 1457, 1964.
9. HUCKABEE, W. E.: J. Clin. Invest. 37: 244, 1958.
10. LABORIT, H., B. WEBER, and M. R. ORNELLAS: Agressologie 7: 581, 1966.

Metabolic Effects of Xylitol Infusion During Ether Anesthesia in Man

By **K. Aono, H. Morita** and **E. Goto**

Department of Anesthesiology (Director: Prof. Dr. T. Furukawa). Faculty of Medicine Kyushu University, Fukuoka, Japan

It is generally accepted that blood levels of glucose, lactate, pyruvate and serum inorganic phosphorus are elevated during ether anesthesia. Disturbed glucose utilization during ether anesthesia is highly suspected and there are some reports concerning xylitol administration in the disturbed status of glucose metabolism.

Changes of these metabolic parameters in arterial blood were comparatively investigated during intravenous infusion of glucose and xylitol under ether anesthesia.

Subjects were 34 adults having no metabolic disorders and they were divided into 5 groups according to infused agents and ether anesthesia, as is shown in Table 1.

Table 1. *Subjects*

	Cases
Group 1. Ether anesthesia	(13)
Group 2. Glucose infusion	(6)
Group 3. Glucose infusion + Ether anesthesia	(4)
Group 4. Xylitol infusion	(6)
Group 5. Xylitol infusion + Ether anesthesia	(5)
	Total 34

Preanesthetic medication other than atropine was eliminated to minimize its possible effect on metabolism. About 30 minutes after the induction of anesthesia 10 ml/kg body weight of 5% glucose or xylitol was infused intravenously taking 30 minutes, maintaining the depth of anesthesia around the 3rd plane of stage III. Arterial blood samples were taken through an indwelling needle in brachial artery to determine blood glucose, xylitol, lactate, pyruvate and serum inorganic phosphorus. Urinary excretion of glucose and xylitol was also studied in several subjects.

Fig. 1 shows the changes of each metabolites, from left to right, during ether anesthesia, glucose infusion and glucose infusion under ether anesthesia, respectively. It is noticeable that remarkable increases in glucose and lactate were observed during glucose infusion under ether anesthesia.

Fig. 2 shows the changes in each metabolites, from left to right, during ether anesthesia, xylitol infusion and xylitol infusion under ether anesthesia, respectively. Rather mild changes of metabolites during xylitol infusion under ether anesthesia are demonstrated as compared with those during glucose infusion.

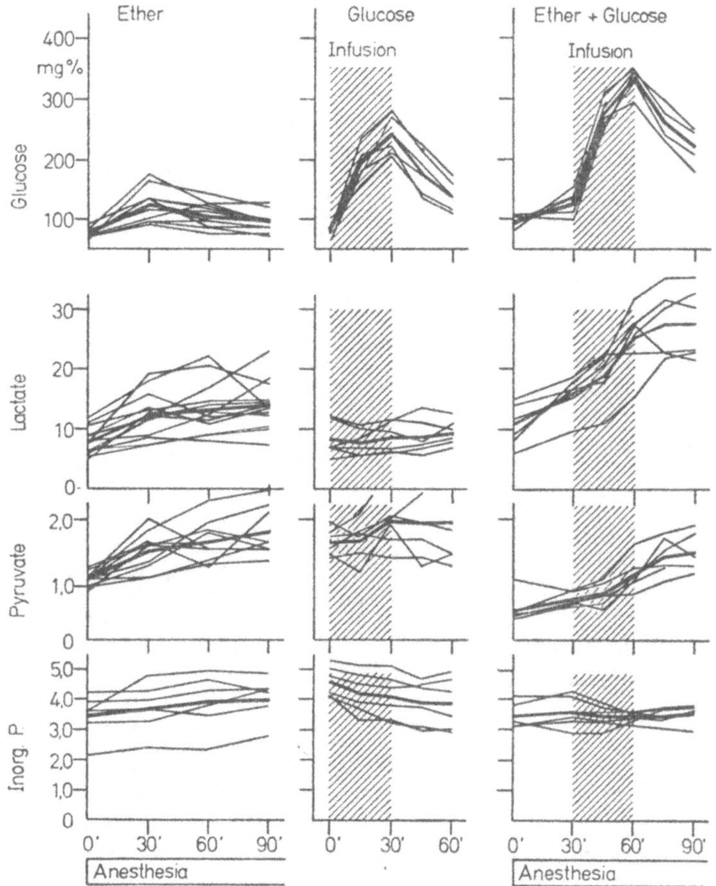

Fig. 1. Effects of glucose infusion during ether anesthesia

Changes in blood glucose level are illustrated in detail (Fig. 3). Blood glucose level in glucose infusion under ether anesthesia amounted higher than the sum of that in ether anesthesia and that in glucose infusion. This additional elevation in blood glucose level could be an evidence of disturbed glucose utilization in ether anesthesia. While, changes of blood glucose level during xylitol infusion under ether anesthesia were approximately the same as the sum of that in ether anesthesia and that in xylitol infusion. No additional elevation of blood glucose level was found when xylitol was infused during ether anesthesia.

Glucose and xylitol tolerance were studied with and without ether anesthesia (Fig. 4). Solid lines show the presence of ether anesthesia and dotted

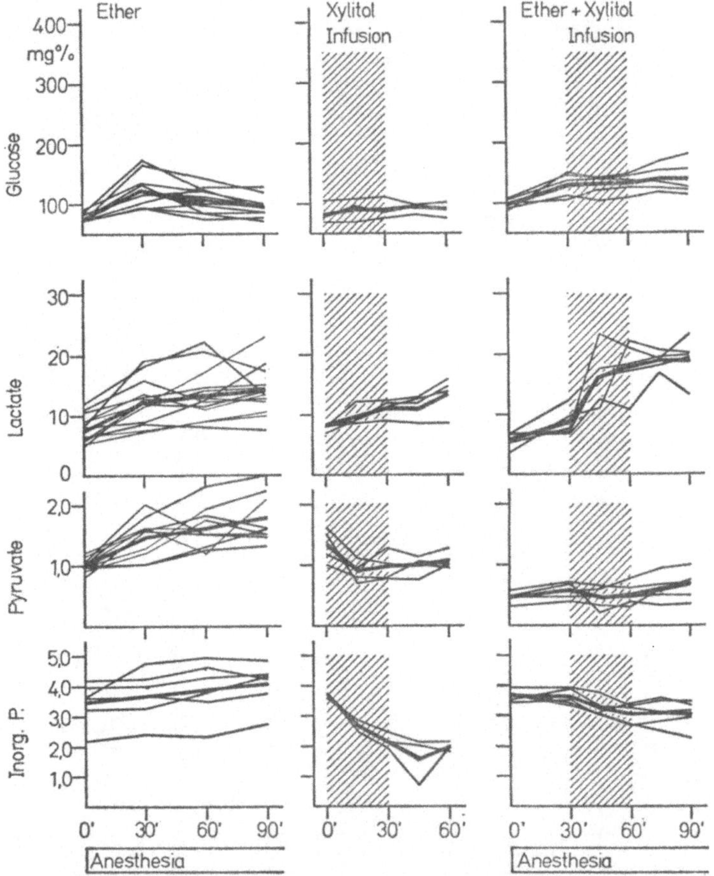

Fig. 2. Effects of xylitol infusion during ether anesthesia

lines the absence of ether anesthesia. Urinary excretion is also shown, as well as the arterial blood level of glucose and xylitol.

Blood level and urinary excretion of xylitol were little affected with or without ether anesthesia, so it is assumed that xylitol utilization is less reduced than glucose in ether anesthesia.

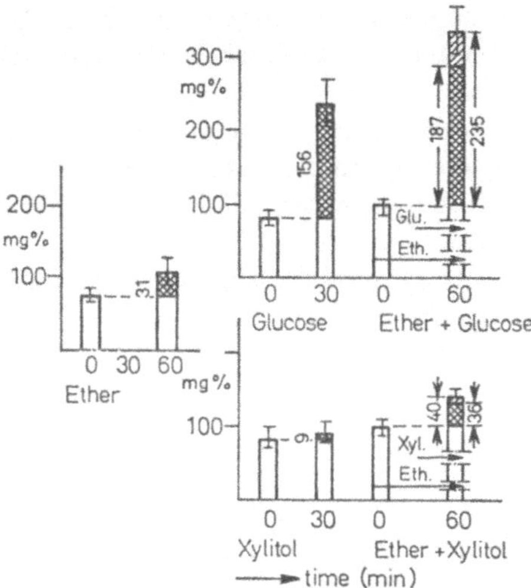

Fig. 3. Comparison of blood glucose levels during ether anesthesia with glucose and xylitol infusion

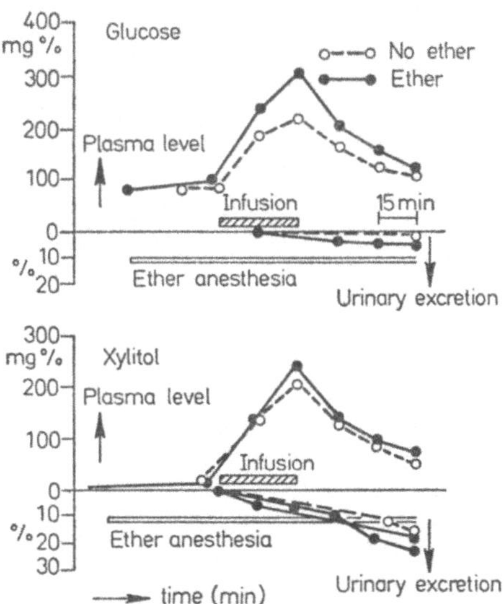

Fig. 4. Comparison between glucose and xylitol tolerance associated with or without ether anesthesia

Accordingly, it is suggested that one of the disturbed sites of glucose utilization during ether anesthesia lies where glucose enters into metabolic pathway. Diabetes mellitus-like alterations are considered to take place in glucose metabolism during ether anesthesia, and in this situation xylitol utilization was less severely distrubed as compared with glucose utilization. Metabolic disturbances during ether anesthesia were less severe in xylitol than in glucose infusion.

All of these findings suggest the superiority of xylitol infusion over glucose infusion during ether anesthesia.

Suxamethonium Arrhythmias and its Prevention in Man

J. Yoshitake, N. Yoshimura and K. Aono

Department of Anesthesiology, Faculty of Medicine, Kagoshima University, Kagoshima, Japan, and Department of Anesthesiology (Director: Prof. Dr. T. Furukawa), Faculty of Medicine, Kyushu University, Fukuoka, Japan

It is well known that the intermittent intravenous administration of suxamethonium frequently causes bradycardia, arrhythmia or transient cardiac asystole, which could be a fatal outcome during general anesthesia. The effects of several agents on the ECG changes followed by suxamethonium administration were investigated clinically.

Table 1. *Classification of ECG Changes in Control Group*

	1	2	3	4	5	6	7	8	9	10	Total
Total Cases	27	27	27	27	27	25	26	21	13	13	233
Arrhythmia											
Cardiac Arrest	0	3	3	2	2	2	1	0	0	0	13
Nodal Rhythm	0	2	1	1	3	1	1	0	1	0	10
A-V Block	0	0	0	0	0	0	1	0	0	0	1
A-V Dissociation	0	1	1	4	0	0	0	0	0	0	6
Ventricular											
Extra systole	0	1	0	0	0	0	0	0	0	0	1
Sinus Arrhythmia	2	0	0	0	0	0	0	0	0	0	2
Arrhythmia Total	2	7	5	7	5	3	3	0	1	0	33 (14.2 %)
P-wave change	1	3	4	4	5	5	4	2	0	0	28
Arrhythmia & P-wave change	3	10	9	11	10	8	7	2	1	0	61 (26.2 %)

The subjects were non-cardiac patients aged from 20 to 60 years old. They were premedicated with demerol and atropine prior to induction of anesthesia, and anesthetized with nitrous oxide, halothane and oxygen. At first 40 mg of suxamethonium was given rapidly through intravenous infusion. ECG was recorded, then patients were intubated. Thereafter 20 mg of suxamethonium was administered every 10 min repeatedly up to 10 times.

In the control group, to whom 5% glucose solution was infused during study, the rate of incidence of arrhythmias and P-wave changes was 26% (61 occurrences in total 233 trials) as shown in the table.

The rate of incidence was slightly diminished by infusion of 12–15% glucose solution (15%, 12/80), and 300–500 mg of reduced glutathione in 500 ml of 5% glucose solution (15.6%, 19/122). Calcium gluconate (25 ml of 8.5% Ca-gluconate solution in 500 ml of 5% glucose solution) and ascorbic acid (2 g of ascorbic acid in 500 ml of 5% glucose solution) were

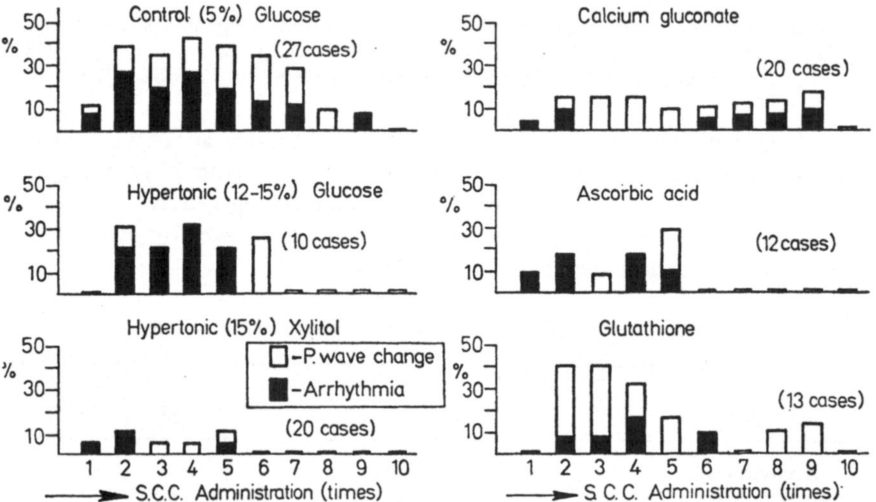

Fig. 1. Preventive effect of xylitol, calcium gluconate, ascorbic acid and glutathinoe on "S.C.C.-induced arrhythmia" during halothane anaesthesia

also effective and decreased the rate of incidence to 12% (20/169) and 8.4% (9/107), respectively. Concerning the antiarrhythmic effect of calcium gluconate, gluconate rather than Ca^{++} was likely playing an important role, since calcium aspartate was not effective in preventing suxamethonium arrhythmias. In the group received 15% xylitol infusion, the rate of incidence was remarkably diminished (4.3%, 7/163). Gluconate and xylitol are known as metabolic components activating pentose phosphate pathway. It might be concluded that the reducing substances such as glutathione, ascorbic acid and TPNH, which would be produced by activated pentose phosphate pathway, could be effective to prevent the suxamethonium induced arrhythmias.

Satz und Druck: Universitätsdruckerei Mainz GmbH